湖北省结核病防治规划（2016－2020年）实施效果评价

主　编　张险峰　叶建君　周丽平

副主编　张　玉　王　棠　张梦娴　卢星星　杨成凤
　　　　　笪　琴　侯双翼

编　者（按姓氏笔画排序）

王　娟	王　棠	王忠明	王科坤	王梦悦
卢星星	叶建君	代秀萍	皮　琦	吕朝阳
刘　勋	刘雯胜	汤晓红	孙其志	李月华
李双初	李国明	李珍香	李莹莹	杨成凤
杨尚鹏	杨忠诚	何　霖	汪建国	沈国明
张　云	张　玉	张险峰	张梦娴	陈　晨
陈　霞	陈　攀	金瑞卿	周　萍	周丽平
周美兰	周新阳	胡俊红	侯双翼	聂　琦
夏雨荷	徐　巧	徐永梅	徐江红	高　云
黄万春	笪　琴	程　文	程　超	舒智雄
曾　玮	樊　娟	戴　莹	戴继舫	

华中科技大学出版社
http://press.hust.edu.cn

中国·武汉

内 容 简 介

　　本书共分为绪论、评估方法和内容、评估结果、主要成就及经验、问题及建议、专题调查和全省各市 (州)"十三五"结核病防治规划实施核心信息七章。

　　本书可供国内各级卫生健康行政管理部门工作者决策参考,还可作为高等院校公共卫生管理、护理、全科医学、社会学等相关专业的教师、研究生等的教材与科研参考书籍。

图书在版编目(CIP)数据

湖北省结核病防治规划(2016—2020年)实施效果评价/张险峰,叶建君,周丽平主编.—武汉:华中科技大学出版社,2023.4
ISBN 978-7-5680-9342-2

Ⅰ.①湖…　Ⅱ.①张…　②叶…　③周…　Ⅲ.①结核病-防治-规划-评估-湖北-2016—2020
Ⅳ.①R52

中国国家版本馆 CIP 数据核字(2023)第 065234 号

湖北省结核病防治规划(2016—2020年)实施效果评价　　张险峰　　叶建君　　周丽平　　主编
Hubeisheng Jiehebing Fangzhi Guihua(2016—2020nian)Shishi
Xiaoguo Pingjia

策划编辑:余　雯
责任编辑:余　雯
封面设计:原色设计
责任校对:刘小雨
责任监印:周治超
出版发行:华中科技大学出版社(中国·武汉)　　电话:(027)81321913
　　　　　武汉市东湖新技术开发区华工科技园　　邮编:430223
录　　排:华中科技大学惠友文印中心
印　　刷:武汉市洪林印务有限公司
开　　本:787mm×1092mm　1/16
印　　张:10　插页:1
字　　数:238千字
版　　次:2023年4月第1版第1次印刷
定　　价:49.80元

序

结核病是我国重点控制的重大传染病，也是当前全球面临的重要公共卫生挑战之一。我国结核病防治工作取得了显著进展，发现并治愈了大量结核病患者，然而，其与"2035年终止结核病流行策略"目标差距仍较大，需要多部门配合，全社会的共同参与，特别是疾病预防控制和卫生健康行政部门、疾病预防控制机构、医疗机构、结核病定点医疗机构、基层医疗卫生机构和社会组织等的共同努力。

《说文解字》中有"规，有法度也""划，锥刀曰划"，规划具有综合性、系统性、时间性、约束性等特点。我国政府历来重视结核病防治工作，从1981年起，国务院先后制定了两个全国结核病防治十年规划和《"十三五"全国结核病防治规划》。该规划不仅明确了全国结核病防治的指导原则、目标任务、策略重点、主要技术措施和重要途径等，也充分组织协调，形成多部门合作、全社会参与、促进结核病防治的强大合力。

"十三五"期间，湖北省结核病防治工作在湖北省卫生健康委员会领导下，在湖北省疾病预防控制中心的带领和全省结核病防治战线同仁们的共同努力下，通过富有创新的防治举措和因地制宜的技术措施，取得了显著成效，圆满完成了既定任务目标，为下一步科学、深入开展结核病防治探索了新路径、积累了丰富经验，培养了强有力的队伍。科学梳理总结工作经验，客观分析需要进一步提升的工作领域，是不断创新发展结核病防治事业的基础和前提，张险峰主任团队带领全省结核病防治队伍，对湖北省结核病防治，从服务体系和网络建设到政策保障和经费投入，从政策措施开发到技术对策落实，从患者筛查诊断到疾病治疗管理，从保障措施到人文关怀等方面进行了系统的、全面的评估，并组织权威结核病防治、临床、基础专家编写了《湖北省结核病防治规划（2016—2020年）实施效果评价》。本书由湖北省疾病预防控制中心领衔，基于湖北省结核病防治工作科学评价数据、汇集结核病防治最佳实践和创新路径，集众多资深结核病防治专家智慧于一册，从结核病防治服务体系到策略措施，从诊断治疗到干预效果评价，从患者登记报告到关怀管理，对湖北省结核病防治的"促""防""诊""控""治""康"等方面进行了全面、系统和翔实的描述，对结核病防治工作具有重要的参考价值，是一本非常好的学习资料，对加强我国结核病防治工作、提升工作水平具有积极的促进作用。

世界卫生组织结核病诊断和实验室网络建设委员会常委

中国疾病控制中心结核病预防控制中心主任

国家疾病预防控制专家委员会委员

前言

结核病是严重危害人民健康的慢性传染病,我国是全球结核病高负担国家之一。结核病是我省重点防治的传染病之一,省委、省政府历来高度重视结核病的预防与控制工作,自2001年到2016年,相继实施了全省结核病防治1个十年规划和1个五年规划,全省结核病防治工作成效显著,疫情得到有效控制。但我省仍是全国结核病疫情较严重的省份之一,防治工作还面临诸多问题和挑战,如防治模式转型,传染源发现能力不足,患者治疗管理难度加大,耐药疫情发生率高,耐药患者发现率低、纳入治疗率低、治疗成功率低,公众对结核病危害的认识不足,防治任务仍然艰巨。为进一步加大湖北省结核病防治工作力度,提高结核病发现率和治愈率,达到控制传染源、降低发病率的目的,省政府制定下发了《"十三五"湖北省结核病防治规划》(以下简称《规划》)。

《规划》指出坚持以人民健康为中心,坚持预防为主、防治结合、依法防治、科学防治,坚持政府组织领导、部门各负其责、全社会协同,坚持突出重点、因地制宜、分类指导,稳步推进结核病防治策略;进一步完善政府领导、部门合作、全社会协同、大众参与的结核病防治机制;建立健全疾病预防控制机构、结核病定点医疗机构、基层医疗卫生机构分工明确、协调配合的综合防治服务体系,不断提高结核病防治服务能力;明确了到2020年全省结核病防治工作目标,进一步规范结核病患者的发现、诊断、治疗与管理。为保障各项防治措施顺利实施,《规划》还规定了具体的保障措施,包括加强组织领导、多部门合作、宣传教育、经费保障等。

经过5年的实施,湖北省卫生健康委员会和湖北省发展和改革委员会于2020年底共同组织开展了《规划》终期评估工作。评估工作全省统一方案、统一内容、统一数据来源,在各市(州)、县(区)同时开展,采取各地自评、市(州)复核、省级抽检的方式进行。数据主要来源于常规监测和现场调查、专题调查。

为了更好地将我省《规划》实施的成效及经验进行总结,并应用到今后的防治工作中,湖北省疾病预防控制中心结核病防治研究所组织省、市(州)结核病防治机构的专家和技术骨干编写了本书,从评估方法和内容、评估结果、主要成就及经验、问题及建议、专题调查以及各市(州)规划实施核心信息几个方面,围绕《规划》目标完成情况、结核病防治与保障措施等内容,对实施效果进行科学、客观、系统地总结与评价。本书首次发布了关于我省结核病防治规划的实施效果评价,便于各地全面了解实施"十三五"的5年全省及本地结核病防治工作情况,为各地进一步加强和改进结核病防治工作提供科学依据。

本书的编写得到各地市同仁的大力支持,也得到国家疾病预防控制中心结核病预防控制中心的大力支持,特此致谢!

编　者

目录
Contents ————

第一章 绪 论

为全面总结《"十三五"湖北省结核病防治规划》(以下简称《规划》)防治工作实施成效和经验教训,为推进落实《遏制结核病行动计划(2019—2022年)》和制定《"十四五"湖北省结核病防治规划》提供科学依据,湖北省卫生健康委员会(卫健委)、湖北省发展和改革委员会(发改委)于2021年上半年共同组织开展了《规划》评估工作。

一、评估方法

本次评估工作由省卫健委、省发改委按照《规划》的要求,统一安排并组织实施,制定了评估方案和实施细则,共同制定了《规划》终期评估实施方案和专题调查实施方案,统一了评估方法和内容。通过查阅"传染病信息管理系统"和"结核病管理信息系统"数据,获得2016—2020年疫情、患者发现、治疗管理等与患者有关的指标情况。使用国家卫健委组织专家制定的现场调查表格,向各级收集"十三五"期间结核病防治相关政策开发、经费保障、服务体系建设、患者管理、重点人群结核病防治、医疗保险和关怀救助、抗结核药品采购与使用等情况,并录入统一的数据库;采用抽样调查方法进行肺结核漏报和漏登、肺结核患者经济负担状况、肺结核的诊疗质量、学校结核病防治和公众结核病防治核心知识知晓率专题调查。

二、评估结果

(一)《规划》指标达标情况

《规划》中主要指标有15项,其中14项达标,1项指标(公众结核病防治核心知识知晓率)接近目标要求。

(二)肺结核发病与死亡

传染病网络直报系统在2016—2020年肺结核报告发病率分别为74.70/10万、68.33/10万、63.49/10万、61.88/10万、52.86/10万,肺结核报告死亡率分别为0.14/10万、0.11/10万、0.16/10万、0.16/10万、0.09/10万。2020年与2016年相比,肺结核报告发病率下降了29.24%,呈逐年下降趋势。

(三)防治措施实施情况

1. 患者登记情况 2016—2020年全省共登记活动性肺结核患者181939例,登记活动性肺结核患者数呈逐年下降趋势,从2016年的41562例逐年下降到2020年的30554例;2016—2020年,全省活动性肺结核患者登记率呈逐年下降趋势,由2016年的71.04/10万下降到2020年的51.55/10万,年递降率为7.07%。

2. 登记患者治疗转归 自2016年以来,五年间普通肺结核患者每年的纳入治疗率始终保持在99%以上。2016—2019年活动性肺结核患者每年的成功治疗率一直保持在95%

以上,平均为96.58%。各年结核病病死率基本保持在0.18%,治疗失败率保持在0.23%。随着耐多药结核病筛查工作力度加大,全省转耐药治疗率从2016年的0.57%上升至2019年的1.18%。全省新病原学阳性、复治病原学阳性、病原学阴性或无病原学结果患者成功治疗率均保持在90%以上。

3. 耐多药结核病防治工作 "十三五"期间,全省全面开展耐多药结核病规范化诊疗,耐多药结核病防治工作已覆盖全部市(州)和县(区)。2016—2020年,全省登记耐多药结核病高危人群筛查率逐年提高,从2016年的54.46%提高到2020年的98.06%,新病原学阳性患者耐药筛查率也逐年增加,从2016年的21.24%提高到2020年的89.50%。登记利福平耐药肺结核患者纳入治疗率为82.58%,接受治疗患者的成功治疗率为58.40%。

4. 重点人群结核病防治情况 2016—2020年全省共登记非户籍活动性肺结核患者35127例,约占全省同期肺结核患者登记数的19.28%;患者成功治疗率为94.94%。2016—2020年全省艾滋病病毒感染者/艾滋病患者结核病的筛查比例保持在90%以上,全省12个艾滋病流行重点县(区)肺结核患者进行艾滋病病毒筛查率保持在95%以上,均达到《规划》指标要求。全省正逐步实施老年人群和糖尿病患者结核病主动筛查工作,2020年筛查率较2016年均有所上升。

5. 学校结核病防治情况 要求全省各级结核病防治机构落实《学校结核病防治工作规范(2017版)》各项技术措施,进一步规范学校结核病防治工作,组织开展自查与重点地区现场调研。定期开展人员专业技术培训,加强学校结核病监测和信息利用,及时处置疫情。全省组织开展活动性肺结核患者家庭内的学生密切接触者筛查试点项目。2016—2020年全省学校结核病疫情总体趋势平稳,但呈现小幅先升后降的趋势,从2016年的18.16/10万逐年升高到2018年的20.79/10万,其后逐年下降至2020年的19.60/10万。抽样调查将结核病筛查纳入新生入学体检必检项目的学校所占比例逐年升高。

6. 各项保障措施得到有效实施

(1)政府承诺得到进一步加强:为贯彻落实《国务院办公厅关于印发"十三五"全国结核病防治规划的通知》精神,进一步加大我省结核病防治工作力度,省政府办公厅于2017年印发《规划》,全省13个市(州)中有10个印发了《规划》,92.30%的市(州)级、91.30%的县(区)级将结核病防治纳入政府目标管理考核。"十三五"期间中央财政投入我省肺结核防治工作经费2.16亿元,各级地方政府投入结核病防治专项工作经费1.31亿元,地方投入人均0.44元。

(2)提高了结核病防治服务能力:全省已建立和完善了省、市(州)、县(区)三级结核病防治服务体系,现有结核病防控机构98个,其中省级1个,市(州)级13个,县(区)级84个;全省结核病定点医疗机构94家,其中市(州)级14家,县(区)级80家。结核病防治专业人员从2016年的2858人,增加到2020年的3297人,实施医防合作后,诊疗工作交给定点医疗机构,疾病预防控制(疾控)机构人员削减较明显。各级防治机构举办大量技术培训班,为结核病的发现、诊断、治疗和规范化管理,全面落实《规划》的政策与策略提供了技术保障。

(3)开展督导与监控评价:全省组织市(州)级开展交叉督导与重点地区专项督导,以问题为导向,提出改进措施,提升工作质量。省疾控中心每季度下发结核病防治重点工作通报,梳理重点指标进展,要求各地查找差距,找出问题,及时整改,持续开展全省结核病防治质量考核工作。

(4)《规划》管理工作的实施质量获得全面提升:健康促进、全省抗结核药品管理、实验室质量控制等工作质量大幅提高。"十三五"期间,全省持续组织、开展结核病防治健康促进工作,推进了公众结核病防治知识的健康普及,强化了全社会共同参与的意愿和行动,促进了全民结核病健康素养的有力提升;全省建立了持续不间断的、有质量保证的抗结核药品供应管理系统,为保证结核病患者获得有效治疗提供了保障;开展了包括重大专项子课题、省疾控重点项目、国家项目试点工作在内的科学研究,通过研究发现《规划》实施存在的问题、难题,并提出了建设性意见。

三、取得的成就

(一)结核病疫情逐年下降,社会效益显著

全省肺结核报告发病率由 2016 年的 74.70/10 万下降到 2020 年的 52.86/10 万,5年间下降了 29.24%;病原学阳性肺结核报告发病率由 2016 年的 26.89/10 万下降到 2020年的 26.13/10 万,年递降率为 0.71%。2016—2020 年全省累计发现并治疗肺结核患者18.19万,有近 18 万的肺结核患者恢复了健康,消除了传染性,恢复了劳动力,减少了社会危害,取得了一定的社会效益,为"健康湖北"建设做出了贡献。

(二)基本实现了《规划》终期目标

实施《规划》五年来,全省基本实现了终期目标,达到《规划》要求的指标有 14 个,包括全省肺结核报告发病率,报告肺结核患者和疑似肺结核患者的总体到位率,初诊患者痰涂片检查率,肺结核患者病原学阳性率,耐多药结核病高危人群耐药筛查率,肺结核患者成功治疗率,基层医疗卫生机构肺结核患者规范管理率,规则服药率,病原学检查阳性肺结核患者的密切接触者筛查率,艾滋病病毒感染者/艾滋病患者接受结核病检查的比例,学生体检结核病筛查比例,地市级定点医疗机构具备开展药敏试验、菌种鉴定和结核病分子生物学诊断的能力,县级定点医疗机构具备痰涂片和痰培养检测能力,县级定点医疗机构具备开展结核病分子生物学诊断的能力。接近目标要求的指标为公众结核病防治核心知识知晓率。

(三)新型结核病防治服务体系基本形成

在卫生健康行政部门的领导下,疾控机构、定点医疗机构和基层医疗机构协调配合的"三位一体"结核病防治服务体系逐步形成。诊疗服务能力显著提高,服务质量明显改善,患者获得感进一步提高。基层医疗机构利用基本公共卫生服务项目,进一步提高了患者治疗管理质量。

(四)结合医改出台了惠民政策

2017 年 10 月,省人力资源和社会保障厅(人社厅)和省卫生和计划生育委员会(卫计委)联合下发了《关于做好支付方式改革等医改相关工作的通知》(鄂人社函〔2017〕682号),文件明确指出将结核病和耐多药结核病纳入单病种支付范围,为结核病患者争取有利政策,减轻患者负担,提高患者治疗依从性,提高患者完成治疗率。

(五)新技术手段得到广泛应用

我省制定了关于积极推广结核病新的诊断技术工作计划,给各市(州)配备了结核菌耐药基因技术检测仪器,使耐药检测新技术以市(州)为单位覆盖率达到100％。以县(区)为单位分子生物学检测技术覆盖率达到100％。各地结合具体情况,开展多种形式患者治疗管理手段的探索。

(六)耐多药结核病防治工作成效显著

耐多药结核病规范化诊疗工作,已覆盖所有地市,100％的市(州)能够开展菌种鉴定和快速耐药检测工作。全省登记耐药结核病高危人群耐药筛查率2020年达到98.06％,超额完成了《规划》的指标(95％)。新病原学阳性患者耐药筛查率2020年达到89.50％。利福平耐药肺结核患者纳入治疗率到2020年达到82.58％,有效地发现和治疗了利福平耐药患者。

四、存在的问题

尽管"十三五"期间我省结核病防治工作取得了很大的进展,但是还面临着诸多问题与挑战,防治形势依然严峻。

(一)我省结核病疫情依然严重

虽然我省结核病疫情呈逐年下降趋势,但每年仍有3万左右的新发结核病患者,2020年全省肺结核报告发病数位居全国第7位,报告发病率位居全国第12位,疾病负担依然较重,疫情仍在全国平均水平之上,部分地市疫情发生率明显偏高,利福平耐药疫情和学校结核病疫情是防控工作的重点与难点。

(二)政策保障有待进一步提升

经费投入仍有不足,多地经费没有纳入年度财政预算。患者的医疗费用负担较高,新诊断技术定价和医保未落实。学生人群的入学体检,密切接触者、65岁以上老年人、糖尿病患者的检查,聚集性疫情处置、预防性治疗、耐药患者抗结核药品、结核病防治机构及定点医疗机构建设等均无经费保障。

(三)传染源控制力度不够

结核病的控制主要是有效地发现、治疗与管理病原学阳性肺结核患者,目前我国没有强力的法律及措施用于病原学阳性肺结核患者的强制隔离治疗,患者受多种因素影响,存在拒绝治疗的现象,以及在传染期随意流动,导致传播蔓延,疫情发生率下降缓慢。

(四)结核病防治专业机构有待加强

随着新型结核病防治服务体系的建立,结核病防治机构专业人员减少、科室撤销、市(州)级结核病防治院所撤并、建设及保障不足等现象非常普遍,人才流失严重,不利于结核病防治工作开展。结核病防治机构对结核病定点医疗机构、基层医疗机构的结核病防治工作没有抓手,没有力度,不利于工作质量的提高。

五、下一步工作建议

(一)提高认识,加强政府承诺

各级政府要认识到结核病疫情的严重性,防治任务的紧迫性、长期性和艰巨性。要进一步加强组织领导,将结核病防治工作作为重要民生建设内容,加强政府承诺和部门合作,加大经费投入力度,将结核病防治经费纳入各级财政预算,将结核病防治纳入政府目标管理考核内容,落实对各部门工作的监督考核,推动结核病防治工作全面发展。

(二)进一步强化工作职能,明确防治责任

卫生健康行政部门要强化疾控机构牵头负责辖区内结核病防治工作的职能,赋予其与工作职责相适应的权力;进一步明确结核病定点医疗机构、非定点医疗机构和基层医疗卫生机构的责任。

(三)开展病原学阳性肺结核患者隔离治疗工作

国家从法律层面出台对病原学阳性肺结核患者强制隔离治疗的规定,促使病原学阳性肺结核患者自觉自愿接受隔离治疗。支持市(州)级结核病防治院所建设,加大投入,保证每个市(州)有一家符合感染控制要求的专科医院(定点医院)来集中隔离收治本地区病原学阳性肺结核患者。

(四)以患者为中心,开展患者关怀工作

全面推广以患者为中心的患者关怀工作,为患者提供“诊、治、管、保”全链条的优质关怀服务,提高患者的治疗依从性和成功治疗率,提高患者生活质量和回归社会的能力。

(五)进一步规范诊疗行为,提高诊疗水平

严格执行《中国结核病预防控制工作技术规范(2020年版)》及《中国结核病防治工作指南》要求,按照不同类型结核病的临床路径,制定切实可行的诊疗服务包,提高患者治愈率,减轻患者医疗负担。

(六)探索基本公共卫生项目支付方式改革,做好患者管理

探索基本公共卫生项目结核病管理经费的使用管理办法,提高参与管理者的积极性和责任心。可探索多种管理模式的费用支付方式,做好患者管理,保证治疗效果。

(七)做好学校结核病防治工作

学校结核病严重影响师生身心健康和正常的教学秩序,容易引起家庭及社会的广泛关注,导致不良的社会影响,要建立责任追查制度,促使教育部门真正落实主体责任,认真开展学校结核病防治工作。

(八)加快出台支持预防性治疗的政策

预防性治疗是最重要的结核病预防措施,我国采取的是自愿原则,导致预防性治疗工作难以开展,建议国家出台支持预防性治疗的政策法规,保证预防性治疗工作的开展,发挥预防性治疗在结核病防治中的作用。

第二章　评估方法和内容

本次评估工作由省卫健委、省发改委按照《规划》的要求,统一安排并组织实施。

一、评估内容

1.《规划》制定下发与目标完成情况　各级政府制定和印发《规划》的情况以及目标的完成情况。

2.防治措施　结核病防治服务体系建设、肺结核患者发现、规范诊疗和患者管理、重点人群结核病防治、健康教育、医疗保险和关怀救助、抗结核药品采购与使用等防治措施落实情况。

3.保障措施　结核病联防联控工作机制的建立和各级政府相关部门履行职责情况;服务体系建设、经费投入、政策开发实施、宣传教育、科研创新以及国际合作等保障措施落实情况。

二、评估方法

评估工作在全省各市(州)、县(区)同时开展,采取各地自评、市(州)复核、省级抽检的方式进行。评估数据主要来源于常规监测和现场调查数据,同时开展肺结核漏报和漏登、公众结核病防治核心知识知晓率、肺结核患者经济负担状况、肺结核的诊疗质量和学校结核病防治5个领域的专题调查。

1.常规监测　省级、市(州)级和县(区)级通过查阅2016年1月1日至2020年12月31日传染病信息管理系统、结核病管理信息系统数据,掌握《规划》和相关活动的开展情况及《规划》指标的完成情况。

2.现场调查　省级、市(州)级和县(区)级通过查阅相关材料和现场调查等方式,掌握各级"十三五"期间结核病政策开发、经费保障、服务体系建设、患者管理、重点人群结核病防治、医疗保险和关怀救助、抗结核药品采购与使用等情况,并填写《"十三五"全国结核病防治规划终期评估现场调查表》,经逐级审核后由省级统一汇总现场调查数据库,并上报国家疾控中心。

3.专题调查　专题调查采用抽样调查的方法,以省级为单位开展,包括医疗机构调查、学校结核病防治工作调查和公众结核病防治核心知识知晓率调查。其中医疗机构调查由国家统一进行抽样,学校结核病防治工作调查和公众结核病防治核心知识知晓率调查由国家制定抽样规则,各省自行组织抽样。对医疗机构进行调查,包括省级、市(州)级和县(区)级定点医疗机构和非定点医疗机构,获得肺结核漏报和漏登情况、肺结核患者经济负担状况和肺结核的诊疗质量;对不同类型的学校进行调查,了解学校结核病防治工作进展;对社会公众进行调查,掌握公众结核病防治核心知识知晓情况等。专题调查数据经复核后录入专题调查数据库,并上报国家疾控中心。

三、评估范围

本次评估覆盖了全省所有行政区划单位:省级 1 个、市(州)级 17 个(含省直管市和林区)、县(区)级 103 个。全省结核病防治规划实施单位中,省级有 1 个,市(州)级有 13 个(不含省直管市和林区),县(区)级有 84 个(不含市级代管的市辖区),各地结核病防治工作全覆盖,各级《规划》实施单位均参与了评估工作。

四、质量控制

1. 制定统一的评估方案和实施细则　省卫健委、省发改委共同制定了《规划》终期评估实施方案和专题调查实施方案,统一了评估方法和内容,以及资料的填报要求。

2. 开展培训　省疾控中心举办了《规划》终期评估市级培训班,对市级参与终期评估工作的领导和业务骨干人员进行了培训,采取集中授课和分专题培训,培训内容包括《规划》终期评估方案的总体介绍和五个专题调查的实施细则,并对终期评估现场调查表和五个专题调查的数据填报要求、EPIDATA 数据录入软件的安装和录入方法进行了培训。各市(州)根据省级终期评估方案和专题调查实施方案,对所辖县(区)相关人员开展了培训。

3. 验收核查　制定了验收工作方案,省疾控中心在省卫健委的领导下成立终评验收小组,参照国家制定的"十三五"终期评估验收方案,制定本省的终期评估验收方案和实施方案,负责组织开展本省终期评估的验收工作。采取座谈交流、现场访谈、查看原始文件资料和工作记录、核对信息系统和各项调查的原始表格和电子数据库等方式,对全省终期评估的各项调查数据进行验收复核。重点验收核查终期评估组织工作落实情况;现场调查和各项专题调查工作量完成情况;省、市(州)、县(区)三级现场调查及各项专题调查的原始调查表及数据库的填报和录入质量。省级抽取黄石市、宜昌市、襄阳市进行验收,其他各市(州)负责组织开展本辖区终期评估验收工作。各单位原始材料齐全,分类归档完整,录入数据资料与调查表格基本一致;所有填报数据可靠,真实反映当地的实际情况。

第三章 评 估 结 果

一、全省概况

湖北省,简称"鄂"。位于长江中游、洞庭湖之北。湖北省现有 12 个地级市、1 个自治州、1 个林区、3 个省直辖行政单位,县(区)级行政区划 103 个。总面积 18.59 万平方千米。

根据 2020 年湖北省第七次人口普查统计,全省常住人口 5775.26 万人,其中男性 2969.47 万人,占 51.42%;女性 2805.78 万人,占 48.58%。全省 0~14 岁人口为 942.05 万人,占 16.31%;15~59 岁人口为 3653.71 万人,占 63.26%;60 岁及以上人口为 1179.50 万人,占 20.42%(其中 65 岁及以上人口为 842.43 万人,占 14.59%)。城镇人口 3632.04 万人,占 62.89%;乡村人口 2143.22 万人,占 37.11%。流动人口 1847.66 万人。

根据湖北省 2020 年国民经济和社会发展统计公报,全省完成生产总值(GDP)43443.46 亿元,人均 GDP 为 75223 元,全省城镇居民人均可支配收入 36706 元,农村居民人均可支配收入 16306 元。

二、《规划》主要指标完成情况

实施《规划》五年来,全省发现并治疗肺结核患者 181939 人,各项工作指标基本完成:报告肺结核患者和疑似肺结核患者的总体到位率、病原学检查阳性肺结核患者的密切接触者筛查率、肺结核患者病原学阳性率、肺结核患者成功治疗率、耐多药结核病高危人群耐药筛查率、艾滋病病毒感染者/艾滋病患者接受结核病检查的比例、市(州)级定点医疗机构具备开展药敏试验、菌种鉴定和结核病分子生物学诊断的能力和县(区)级定点医疗机构具备开展结核病分子生物学诊断的能力等指标已按年度全部完成要求,公众结核病防治核心知识知晓率低于目标值。各项指标完成情况详见表 3-1。

表 3-1 "十三五"湖北省结核病防治规划主要指标完成情况

类别	指标名称	规划目标值	2020 年完成值
患者发现	肺结核发病率(报告发病率)	58/10 万	52.86/10 万
	报告肺结核患者和疑似肺结核患者的总体到位率	95%	97.47%
	初诊患者痰涂片检查率	90%	92.51%
	肺结核患者病原学阳性率	50%	51.87%
	耐多药结核病高危人群耐药筛查率	95%	98.06%
患者治疗管理	肺结核患者成功治疗率	90%	96.52%
	基层医疗卫生机构肺结核患者规范管理率	90%	97.23%
	基层医疗卫生机构肺结核患者规则服药率	90%	96.16%

续表

类别	指标名称	规划目标值	2020 年完成值
重点人群结核病防治	病原学检查阳性肺结核患者的密切接触者筛查率	95%	99.77%
	艾滋病病毒感染者/艾滋病患者接受结核病检查的比例	90%	97.38%
	学生体检结核病筛查比例	明显提高	92.86%
实验室能力	市(州)级定点医疗机构具备开展药敏试验、菌种鉴定和结核病分子生物学诊断的能力	100%	100%
	县(区)级定点医疗机构具备痰涂片和痰培养检测能力	100%	100%
	县(区)级定点医疗机构具备开展结核病分子生物学诊断的能力	80%	100%
宣传教育	公众结核病防治核心知识知晓率	85%	81.89%

三、传染病网络直报系统肺结核报告发病与死亡

1. 概况　传染病网络直报系统在 2016—2020 年分别报告肺结核患者 43712 例、40215 例、37470 例、36617 例、31329 例,报告发病率分别为 74.70/10 万、68.33/10 万、63.49/10 万、61.88/10 万、52.86/10 万;2016—2020 年分别报告肺结核死亡数 80 例、62 例、96 例、97 例、55 例,报告死亡率分别为 0.14/10 万、0.11/10 万、0.16/10 万、0.16/10 万、0.09/10 万。2016—2020 年肺结核报告发病率呈逐年下降趋势(图 3-1)。2020 年与 2016 年相比,肺结核报告发病率下降了 29.24%,年递降率 8.28%。

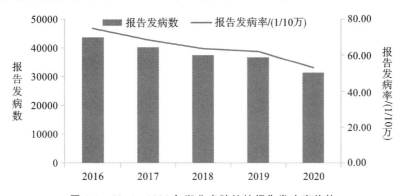

图 3-1　2016—2020 年湖北省肺结核报告发病率趋势

2. 地区分布　2016—2020 年,年均报告发病数较高的 5 个市(州):武汉市(6133 例)、黄冈市(4103 例)、恩施州(3806 例)、荆州市(3672 例)和宜昌市(3293 例),年均报告发病数较高的 5 个县(区)为恩施市(874 例)、洪山区(723 例)、监利县(685 例)、利川市(664 例)和黄陂区(659 例)。年均报告发病率较高的 5 个市(州):恩施州(113.3/10 万)、咸宁市(86.1/10 万)、宜昌市(79.7/10 万)、十堰市(66.3/10 万)和荆州市(65.1/10 万),年均报告发病率较高的 5 个县(区):巴东县(143.9/10 万)、长阳县(131.8/10 万)、鹤峰县(119.8/10 万)、来凤县(116.5/10 万)和宣恩县(113.3/10 万)。

3. 人群分布

(1)性别年龄特征:2016年湖北省报告的肺结核患者中,男性30938例,女性12774例,男女性别比为2.4∶1;15岁以下儿童占0.6%,15～59岁人群占66.3%,60岁及以上老年人占33.1%。0～14岁组报告发病率较低,随着年龄增长,报告发病率有三个小高峰,分别为25～29岁(85.5/10万)、50～54岁(127.5/10万)和70～74岁(182.6/10万)(图3-2)。

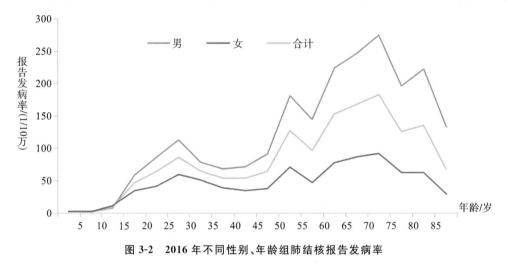

图 3-2　2016年不同性别、年龄组肺结核报告发病率

2020年报告的肺结核患者中,男性21577例,女性9752例,男女性别比为2.2∶1;15岁以下儿童占1.0%,15～59岁人群占64.1%,60岁及以上老年人占34.9%。0～14岁报告发病率较低,15～50岁报告发病率维持在一个相对平稳的水平,50岁及以上呈明显上升趋势,在75～79岁达到最高(126.9/10万)(图3-3)。

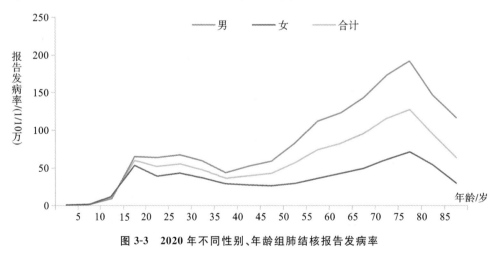

图 3-3　2020年不同性别、年龄组肺结核报告发病率

(2)职业分布:2016—2020年湖北省年均报告发病数职业分布以农牧渔民(56.98%)、家务及待业人员(17.28%)、离退休人员(5.55%)、学生(4.92%)和工人(3.71%)为主,占总报告病例数的88.44%(图3-4)。

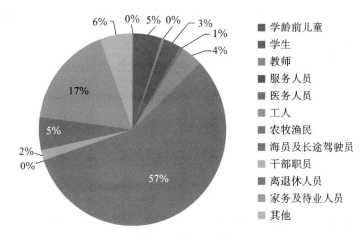

图 3-4 2016—2020 年湖北省年均报告肺结核发病职业构成

四、防治措施

(一)患者发现

"十三五"期间,我省认真组织实施《规划》工作,完善和加强结核病防治服务体系建设,进一步强化医防合作,通过加强医疗机构疫情登记和推介转诊、推广应用新诊断技术、主动筛查等方式,做到患者的早期发现与报告。

1. 患者就诊情况 2016—2020 年全省结核病定点医疗机构共接诊初诊患者 93.99 万人,查痰 86.27 万人,平均查痰率 91.79%,平均就诊率为 3.19‰(表 3-2)。

表 3-2 2016—2020 年湖北省结核病定点医疗机构肺结核患者就诊情况

年份	常住人口数/万	初诊人数	查痰人数	查痰率/(%)	就诊率/(‰)
2016	5851.5	191368	172016	89.89	3.27
2017	5885	194606	178437	91.69	3.31
2018	5902	189108	173526	91.76	3.20
2019	5917	193359	180104	93.14	3.27
2020	5927	171495	158655	92.51	2.89
合计	29482.5	939936	862738	91.79	3.19

备注:常住人口数来自湖北省统计年鉴。

2. 肺结核患者转诊及追踪情况 按现住址浏览,2016—2020 年全省非结核病防治机构通过网络直报系统实际报告肺结核或疑似肺结核患者数共计 287813 例,收到转诊单患者共计 247939 例,转诊到位 131744 例,转诊到位率为 53.1%;疾控机构和基层医疗卫生机构对未转诊或转诊未到位肺结核患者开展追踪,肺结核或疑似肺结核患者总体到位率保持在 90% 以上,平均为 94.41%(表 3-3)。

表 3-3　2016—2020 年湖北省非结核病防治机构报告本地肺结核患者的转诊、追踪情况

年份	实际报告人数	到位人数				死亡	总体到位率/(%)
		转诊	追踪	其他	小计		
2016	57135	26263	25487	772	52522	243	92.35
2017	60053	28060	26502	926	55488	307	92.91
2018	61433	28599	27503	1037	57139	403	93.67
2019	61565	28002	27576	3221	58799	394	96.15
2020	47627	20820	22617	2562	45999	423	97.47
合计	287813	131744	129685	8518	269947	1770	94.41

3. 涂阳肺结核患者密切接触者筛查率　2016—2020 年全省新登记涂阳肺结核患者密切接触者 138035 例,筛查 137845 例,筛查率 99.86%。其中,筛查无症状者 121502 例(占 88.14%),筛查有症状者 16343 例(占 11.86%),对 85314 例进行检查,发现活动性肺结核患者 519 例,活动性肺结核患者检出率 0.61%。其中无症状者中有 69128 例进行检查,发现活动性肺结核患者 282 例,活动性肺结核患者检出率 0.41%;有症状者中对 16186 例进行检查,发现活动性肺结核患者 237 例,活动性肺结核患者检出率 1.46%(表 3-4)。

表 3-4　2016—2020 年湖北省新登记涂阳患者密切接触者检查情况

年份	接触者登记数	接触者筛查数	筛查率/(%)	筛查无症状者				筛查有症状者			
				人数	其中检查人数	发现活动性肺结核患者	肺结核患者检出率/(%)	人数	其中检查人数	发现活动性肺结核患者	肺结核患者检出率/(%)
2016	28070	27998	99.74	23363	12655	154	1.22	4635	4584	39	0.85
2017	29657	29645	99.96	25610	13789	48	0.35	4035	4032	45	1.12
2018	24923	24906	99.93	22029	12039	38	0.32	2877	2844	39	1.37
2019	26670	26646	99.91	23897	15758	28	0.18	2749	2734	81	2.96
2020	28715	28650	99.77	26603	14887	14	0.09	2047	1992	33	1.66
合计	138035	137845	99.86	121502	69128	282	0.41	16343	16186	237	1.46

4. 涂阴患者培养或分子检查情况　2016—2020 年全省结核病定点医疗机构诊断的涂阴肺结核患者 121581 例,开展痰培养/分子生物学检查 79683 例,涂阴肺结核患者痰培养或分子生物学检查率为 65.54%。2016—2020 年检查率逐年上升,至 2020 年,检查率为 86.26%。涂阴肺结核患者中,仅痰培养 62864 例,占 51.71%;仅分子生物学检查 2582 例,占 2.12%;同时开展痰培养和分子检查 14237 例,占 11.71%(表 3-5)。

表 3-5　2016—2020 年湖北省涂阴肺结核患者培养或分子检查情况

年份	涂阴患者数	仅痰培养	仅分子生物学检查	同时痰培养和分子生物学检查	检查率/(%)
2016	26170	8859	0	0	33.85
2017	26018	15832	22	19	61.01

续表

年份	涂阴患者数	仅痰培养	仅分子生物学检查	同时痰培养和分子生物学检查	检查率/(%)
2018	25099	14953	213	2722	71.27
2019	24013	13388	959	5221	81.49
2020	20281	9832	1388	6275	86.26
合计	121581	62864	2582	14237	65.54

5. 患者登记情况

(1)患者登记数:2016—2020 年全省共登记活动性肺结核患者 181939 例,病原学阳性肺结核患者 73406 例,仅病理学阳性 345 例,病原学检查阴性 104308 例,无病原学结果 253 例,结核性胸膜炎 3627 例。其中涂片阳性 60464 例,初治 52235 例,占 86.39%;复治 8229 例,复治比例保持稳定,平均 13.61%。登记活动性肺结核患者数呈现逐年下降趋势,活动性肺结核患者病原学阳性比例由 37.35% 上升至 50.10%(表 3-6,图 3-5)。

表 3-6　2016—2020 年湖北省登记的活动性肺结核患者数

年份	活动性肺结核										肺外结核	合计
	涂片阳性	仅培阳	仅分子生物学阳性	病原学阳性小计	仅病理学阳性	病原学检查阴性	无病原学结果	结核性胸膜炎	小计	肺结核登记率/(1/10万)		
2016	15524	0	0	15524	0	25715	17	306	41562	71.04	36	41598
2017	13042	6	1	13049	0	25349	9	504	38911	66.12	46	38957
2018	10912	1987	609	13508	35	21578	37	832	35990	60.98	69	36059
2019	10864	2717	2436	16017	126	17789	46	944	34922	59.02	28	34950
2020	10122	1825	3361	15308	184	13877	144	1041	30554	51.55	35	30589
合计	60464	6535	6407	73406	345	104308	253	3627	181939	61.71	214	182153

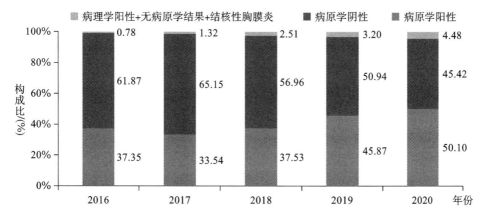

图 3-5　2016—2020 年湖北省活动性肺结核患者构成

(2)患者登记率:2016—2020 年,全省活动性肺结核患者登记率呈逐年下降趋势,由 2016 年的 71.04/10 万下降到 2020 年的 51.55/10 万,年递降率为 7.07%;涂阳/病原学阳性肺结核患者登记率从 2016 年的 26.53/10 万下降到 2020 年的 25.83/10 万,年递降率为 0.67%,随着涂阳/病原学阳性肺结核患者占肺结核患者比例增加,其登记率在 2019—2020 年有所增长(图 3-6)。

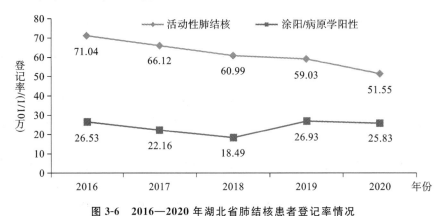

图 3-6　2016—2020 年湖北省肺结核患者登记率情况

(二)患者治疗管理

我省实施提供一线抗结核药品免费治疗的政策,全面推广使用抗结核固定剂量复合制剂,以提高患者治疗的依从性;将结核病管理纳入基层公共卫生服务项目,强化了基层对结核病患者的治疗管理;部分地区引入手机管理方式对患者实施管理,取得了较好的效果。

1.肺结核患者的规范管理和规则服药　2016—2019 年全省经定点医疗机构确诊并通知基层医疗卫生机构管理的肺结核患者 149490 例,规范管理 145345 例,规范管理率 97.23%;规则服药 143744 例,规则服药率为 96.16%,全省活动性肺结核患者规范管理和规则服药率一直保持在 90%以上(表 3-7)。

表 3-7　2016—2019 年湖北省肺结核患者管理情况

年份	应管理数	规范管理数	规则服药数	规范管理率/(%)	规则服药率/(%)
2016	40840	39803	39274	97.46	96.17
2017	38325	37256	36824	97.21	96.08
2018	35777	34826	34434	97.34	96.25
2019	34548	33460	33212	96.85	96.13
合计	149490	145345	143744	97.23	96.16

2.治疗转归　自 2016 年以来,五年间我省普通肺结核患者的纳入治疗率始终保持在 99%以上。2016—2019 年活动性肺结核患者的成功治疗率一直保持在 95%以上,平均为 96.58%。各年结核病病死率基本保持在 0.18%,治疗失败率保持在 0.23%。随着耐多药结核病筛查工作范围加大,全省转耐药治疗的比例从 2016 年的 0.57%上升至 2019 年的 1.18%(表 3-8)。全省新病原学阳性、复治病原学阳性、病原学阴性或无病原学结果患者成功治疗率均保持在 90%以上。

表 3-8 2016—2019 年湖北省活动性肺结核患者治疗转归情况

年份	登记患者数	治愈	完成疗程	结核死亡	非结核死亡	失败	丢失	诊断变更	不良反应	转入耐多药治疗	其他*	成功治疗率/（%）
2016	41562	14209	25713	64	315	87	83	178	294	236	383	97.02
2017	38911	11745	25272	68	422	78	92	237	281	333	383	96.55
2018	35990	10664	23219	72	430	104	92	307	250	452	400	96.17
2019	34922	12667	20359	75	447	76	86	296	203	413	300	96.52
合计	151389	49285	94563	279	1614	345	353	1018	1028	1434	1466	96.58

* 其他：包括拒治、其他及无治疗转归信息患者。

（三）耐多药结核病防治工作

1. 耐多药结核病筛查 "十三五"期间全省全面开展耐多药结核病规范化诊疗，耐多药结核病防治工作已覆盖全部市（州）和县（区）。2016—2020 年，全省登记耐药结核病高危人群（包含复治涂阳患者、初治 2 月末未转阴、复治失败患者）平均耐药筛查率为 76.61%，筛查率逐年提高，从 2016 年的 54.46% 提高到 2020 年的 98.06%，超额完成了《规划》中 95% 的指标。全省登记新病原学阳性患者耐药筛查率为 58.64%，筛查率也逐年增加，从 2016 年的 21.24% 提高到 2020 年的 89.50%（表 3-9）。

表 3-9 2016—2020 年湖北省耐多药结核病筛查情况

年份	高危人群				新病原学阳性			
	应筛查人数	培阴	有耐药筛查结果	筛查率/（%）	应筛查人数	培阴	有耐药筛查结果	筛查率/（%）
2016	3136	727	1312	54.46	13673	2004	2478	21.24
2017	2839	591	1577	70.15	11379	1391	3047	30.51
2018	2451	424	1591	78.49	11989	1585	6314	60.69
2019	2414	237	1932	88.75	14450	1282	10732	81.50
2020	1972	217	1721	98.06	14076	1262	11468	89.50
合计	12812	2196	8133	76.61	65567	7524	34039	58.64

2. 患者发现与纳入治疗情况 2016—2020 年全省共登记利福平耐药肺结核患者 3328 例，其中 2511 例纳入治疗，纳入治疗率为 75.45%，纳入治疗率从 2016 年的 77.27% 提高到 2020 年的 82.58%（表 3-10）。

表 3-10 2016—2020 年湖北省利福平耐药肺结核登记与纳入治疗情况

年份	登记利福平耐药肺结核患者数	纳入治疗利福平耐药肺结核患者数	纳入治疗率（%）
2016	462	357	77.27
2017	655	462	70.53
2018	732	516	70.49
2019	859	664	77.30

续表

年份	登记利福平耐药肺结核患者数	纳入治疗利福平耐药肺结核患者数	纳入治疗率(%)
2020	620	512	82.58
合计	3328	2511	75.45

3. 治疗转归 2014—2018年全省共有1625例利福平耐药肺结核患者接受治疗,治愈573例,完成治疗376例,成功治疗率为58.40%。其中丢失241例,丢失率14.83%;因不良反应停止治疗115例,占7.08%;死亡96例,占5.91%;治疗失败62例,占3.82%(图3-7)。

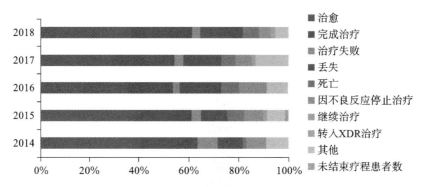

图 3-7 2014—2018年湖北省利福平耐药肺结核治疗转归构成情况

4. 耐药监测 2016—2020年浠水、麻城、天门、随州四个国家耐药监测点共完成1815株结核分枝杆菌利福平(R)、异烟肼(H)、链霉素(S)、乙胺丁醇(E)、氧氟沙星(OFX)、卡拉霉素(KM)等六种药物的药敏检测,总耐药率为26.0%,利福平耐药率6.9%,耐多药率4.0%,氧氟沙星耐药率11.6%。氧氟沙星耐药率最高,说明我省使用广泛,因此在制订利福平耐药肺结核患者治疗方案时应开展氟喹诺酮类药物的快速检测,保证治疗方案的有效性。年度耐药检测结果见表3-11。

表 3-11 2016—2020年耐药监测点耐药结果表

年份	耐药检测数	总耐药 耐药数	总耐药 耐药率/(%)	R耐药 耐药数	R耐药 耐药率/(%)	H耐药 耐药数	H耐药 耐药率/(%)	HR耐药 耐药数	HR耐药 耐药率/(%)	OFX耐药 耐药数	OFX耐药 耐药率/(%)	准广泛耐药(HR+OFX) 耐药数	准广泛耐药(HR+OFX) 耐药率/(%)	广泛耐药(HR+OFX+KM) 耐药数	广泛耐药(HR+OFX+KM) 耐药率/(%)
2016	398	76	19.1	18	4.5	24	6.0	9	2.3	44	11	8	2.0	2	0.5
2017	379	112	29.6	11	2.9	31	8.2	7	1.9	63	16.6	4	1.1	3	0.8
2018	333	102	30.63	47	14.1	41	12.6	30	9.0	28	8.4	13	4.0	5	1.5
2019	364	82	22.5	22	6.0	32	8.8	12	3.3	44	12.1	4	1.1	0	0.0
2020	341	99	29.03	28	8.2	39	11.4	14	4.1	32	9.4	2	0.6	0	0.0
合计	1815	471	26.0	126	6.9	167	9.2	72	4.0	211	11.6	31	1.7	10	0.6

备注:广泛耐药、准广泛耐药定义参照世界卫生组织2018年发布的《耐药结核病指南》。

（四）重点人群结核病防治

1.流动人口结核病防治工作 《规划》要求流动人口患者享受与当地居民一样的结核病免费诊疗政策;通过激励机制鼓励患者留在登记地进行治疗管理,同时对需要转出的患者实施跨区域管理,进一步提高流动人口患者的治疗成功率。

（1）患者登记与治疗转归:2016—2020 年,全省共登记非户籍活动性肺结核患者 35127例,约占全省同期肺结核患者登记数的 19.28％(表 3-12)。2020 年全省共登记非户籍肺结核病患者 6195 例,占全省登记患者总数的 20.25％。其中,2016—2020 年年均非户籍患者登记数前三位的市(州)依次是武汉市(2074 例)、宜昌市(830 例)和荆州市(762 例),占全省非户籍患者数的 52.18％。

2016—2019 年,全省共登记非户籍活动性肺结核患者 28906 例,其中,成功治疗人数为 27444 例,成功治疗率为 94.94％。

表 3-12 非户籍肺结核病患者情况

年份	非户籍患者数	肺结核患者总数	非户籍患者所占比例/（%）
2016	6535	41598	15.71
2017	6832	38957	17.54
2018	7559	36059	20.96
2019	8006	34950	22.91
2020	6195	30589	20.25
合计	35127	182153	19.28

（2）非户籍患者跨区域管理:2016—2020 年全省登记的非户籍活动性肺结核患者中,转出患者共 1069 例,其中,到位患者共 1017 例,占转出患者的 95.14％;转入患者共 1284例,其中,到位患者共 1176 例,占转入患者的 91.59％。

2.结核菌/艾滋病病毒双重感染结核病防治工作 "十三五"期间,全省继续落实《全国结核菌/艾滋病病毒双重感染防治工作实施方案》,全省 12 个艾滋病流行重点县(区)中,对结核病患者常规开展 HIV 筛查工作;90％以上的 HIV 感染者和患者每年至少接受一次结核病相关检查,符合治疗条件的双重感染者接受抗结核菌和抗艾滋病病毒治疗比例达到80％以上。

（1）HIV/AIDS 患者结核病的筛查情况:2016—2020 年全省 HIV/AIDS 患者结核病的筛查比例保持在 90％以上,5 年来累计进行结核病症状筛查 89922 人次,筛查率96.36％。

（2）结核病患者艾滋病病毒的筛查情况:2016—2020 年,全省累计对 115310 例结核病患者进行了 HIV 抗体检测,检测率为 63.37％。检测出合并 HIV 感染者 390 人,HIV 阳性检出率为 0.23％～0.42％(表 3-13)。

表 3-13 2016—2020 年湖北省结核病患者 HIV 筛查情况

年份	登记结核患者数	提供 HIV 检测患者人数	HIV 阳性人数		HIV 检测率/（%）	HIV 阳性检出率/（%）
			既往	新检出		
2016	41565	23159	43	20	55.72	0.27
2017	38912	23232	35	19	59.70	0.23

续表

年份	登记结核患者数	提供 HIV 检测患者人数	HIV 阳性人数		HIV 检测率/(%)	HIV 阳性检出率/(%)
			既往	新检出		
2018	35993	23400	54	33	65.01	0.37
2019	34925	23749	57	43	68.00	0.42
2020	30554	21770	57	29	71.25	0.40
合计	181949	115310	246	144	63.37	0.34

(3)重点县(区)结核病患者艾滋病病毒的筛查情况:2016—2020 年,全省 12 个艾滋病流行重点县(区)累计对 23105 例肺结核患者进行艾滋病病毒筛查,结核病患者艾滋病病毒的筛查率为 95.47%～98.65%,达到《规划》要求的 90% 的目标。检测出合并 HIV 感染者 102 人,HIV 阳性检出率为 0.22%～0.61%(表 3-14)。

表 3-14　2016—2020 年湖北省重点县(区)结核病患者筛查 HIV 的情况

年份	县(区)数	登记结核病患者数	HIV 检测患者人数	HIV 检测率/(%)	HIV 阳性人数		HIV 阳性者检出率/(%)
					既往	新检出	
2016	12	5430	5206	95.87	16	10	0.50
2017	12	5162	4928	95.47	8	3	0.22
2018	12	4676	4613	98.65	17	11	0.61
2019	12	4495	4356	96.91	15	6	0.48
2020	12	4095	4002	97.73	9	7	0.40
合计	60	23858	23105	96.84	65	37	0.44

3. 老年人群和糖尿病患者结核病筛查　在 103 个县(区)中,83 个县(区)(占 80.58%)开展了 65 岁及以上老年人主动筛查工作。5 年来,共对 7192716 名老年人进行肺结核可疑症状筛查,至 2020 年筛查率为 34.74%;在 103 个县(区)中,81 个县(区)(占 78.64%)开展了糖尿病患者主动筛查工作。5 年来,进行肺结核可疑症状筛查的糖尿病患者 2107476 人次,至 2020 年筛查率为 50.50%(表 3-15)。

表 3-15　2016—2020 年湖北省老年人和糖尿病患者主动筛查情况

年份	老年人			糖尿病患者		
	人口数	进行症状筛查人数	筛查率/(%)	患者数	进行症状筛查人数	筛查率/(%)
2016	5485972	1094891	19.96	1069452	315772	29.53
2017	5617765	1073821	19.11	1077829	332121	30.81
2018	5864168	1295438	22.09	1141805	369608	32.37
2019	6152569	1473083	23.94	1245725	417745	33.53
2020	6492742	2255483	34.74	1331124	672230	50.50
合计	29613216	7192716	24.29	5865935	2107476	35.93

(五)学校结核病防控工作

1.采取的主要措施

(1)落实学校结核病防控工作各项措施。2018年4月23日,湖北省疾控中心下发了《关于进一步做好学校结核病防控工作的通知》,要求全省各级结核病防治机构落实《学校结核病防控工作规范(2017版)》各项技术措施,进一步规范学校结核病防控工作。2018年8月13日,原湖北省卫计委、湖北省教育厅和湖北省物价局联合下发了《关于加强湖北高校学生健康体检工作的通知》,将结核病检查纳入湖北高校新生入学体检必须检查项目,并提出了组织实施和工作要求。

(2)组织学校结核病防控工作自查和调研。2016年4月28日,原湖北省卫计委和湖北省教育厅联合下发《关于进一步加强学校结核病防控工作的通知》,组织开展自查工作,落实各项防控措施。2018年4月,湖北省疾控中心组织调研,对抽取的三个市(州)部分县(区)的卫生健康行政部门、疾控机构、定点医疗机构和学校开展现场调研。通过自查和调研,了解重点地区学校结核病防控工作现状及存在的问题,有力促进了学校结核病各项防控措施的落实。

(3)定期开展人员专业技术培训。每年举办学校结核病防控专项技术培训,内容涉及新生入学体检、病例主动监测与报告、密切接触者筛查、儿童抗结核治疗、预防性治疗、休复学管理等各个防控环节,对实际工作流程和技术细节提出要求。不定期召开工作研讨会,交流各地工作进展,邀请各市(州)教育行政部门负责学校卫生工作的人员参加。

(4)加强学校结核病监测和信息利用,及时处置疫情。2018年7月26日,湖北省疾控中心下发了《关于加强学校肺结核预警信息处置工作的通知》,要求进一步加强全省学校肺结核病例监测工作,规范学校肺结核预警信息处置和管理。湖北省结核病防治所收集学生肺结核病例信息的周报和月报,进行汇总分析和研判。及时掌握学校结核病疫情处置工作状况,跟踪和指导现场应急处置。

(5)实施学生密切接触者密接筛查试点项目。为将结核病阻断在校门外,在开展新生入学体检结核病检查的基础上,湖北省结核病防治所于2020年参与了活动性肺结核患者家庭内的学生密切接触者筛查试点项目,并于2021年在试点县市启动实施。

2.学校结核病疫情特点及防治工作成效　2016—2020年全省学校结核病疫情呈现先上升后下降的趋势,从2016年的18.16/10万逐年升高到2018年的20.79/10万,其后逐年下降至2020年的19.60/10万。学生肺结核患者在全部肺结核患者中的占比从2016年的3.78%升高至2020年的6.29%。

2020年共报告学生肺结核患者1970例,肺结核发病率为19.60/10万,学生占所有报告肺结核患者比例为6.29%。与2016年相比,学生报告发病数和发病率、学生患者比例分别升高了19.25%、7.93%和66.38%(表3-16)。

表3-16　2016—2020年湖北省学生结核病疫情情况

年份	学生数	报告发病数	报告发病率
2016	9099262	1652	18.16/10万
2017	9287332	1726	18.58/10万

年份	学生数	报告发病数	报告发病率
2018	9474485	1970	20.79/10 万
2019	9719750	2007	20.65/10 万
2020	10050648	1970	19.60/10 万
合计	47631477	9325	19.58/10 万

注:不含托幼机构。

3. 学校肺结核单病例预警信号响应情况 2018 年 7 月至 2020 年,共收到学校肺结核单病例预警信号 22132 个,24 小时内核实信息并勾选是否疑似事件的信号数 20295 个,占 91.70%(表 3-17)。

表 3-17 2018—2020 年湖北省学校肺结核单病例预警信号响应情况

时间	发送信号数	24 小时内响应数	响应率/(%)
2018 年 7—12 月	4993	4699	94.11
2019 年	9476	8689	91.69
2020 年	7663	6907	90.13
合计	22132	20295	91.70

(六)健康教育与健康促进

"十三五"期间,全省持续组织、开展结核病防治健康促进工作,推进了公众结核病防治知识的健康普及,强化了全社会共同参与的意愿和行动,促进了全民结核病健康素养的有力提升。

1. 领导高度重视,拓宽部门合作 我省积极响应世界卫生组织(WHO)和国家的倡导,积极开展部门合作,组织、开展了一系列大型活动。2018 年 WHO 艾滋病/结核病防治亲善大使彭丽媛到我省学校、农村进行结核病防治实地考察,并参加了"最美防痨人"颁奖仪式;我省先后共有 5 位基层工作者获得"最美防痨人"荣誉称号;2019 年在以"为终止结核病、点亮城市的红"为主题的国际健康倡导活动中,我省武汉市两江四岸的 1000 多栋地标建筑点亮鲜艳的红色,这是我省对终止结核病做出的庄严承诺。

2. 创新科普形式,丰富宣传内涵 省卫健委、省疾控中心联合湖北电视台公共频道《问新闻》栏目推出公益性健康专栏《问健康》,每年制作 1~5 期结核病防治知识、志愿者服务和结核病政策的专题节目。我省制作的《终止结核,人人参与》结核病防治知识宣传片和《防痨起风帆,春潮涌荆楚》湖北省结核病防治四十年纪实片,在《问健康》栏目、"湖北疾控"公众微信号、腾讯视频、抖音、新浪微博等传播平台进行深度宣传。《〈健康金管家〉潜伏的致命病菌》获 2016 年全国结核病防治科普作品影像类二等奖;《终止结核,人人参与》《点亮城市的红》被评为 2021 年全国结核病防控优秀科普作品。2019 年,国家组织的"遏制结核,中国力量"抖音科普挑战赛,我省共上传 130 余份抖音作品,累计观看量破万。

3. 弘扬志愿精神,创新志愿活动 "十三五"期间全国"百千万志愿者结核病防治知识传播活动"持续深入开展,湖北省共招募 6631 名志愿者,并且有 6 名优秀志愿者(团队)获得全国荣誉表彰。荆州市利用名人效应,招募当地著名主持人作为市级结核病防治宣传大使;咸宁市招募外籍志愿者加入结核病防治宣传工作中。各市(州)招募各类人群作为结核病防治志愿者,不断为结核病志愿服务活动注入新鲜血液。此外,各市(州)创新志愿活动形式,紧跟潮流,开展快闪、健康骑行等朝气蓬勃、吸引眼球的宣传活动,引导和动员全社会关注结核病危害。

4.搜寻重点人群,精准开展宣传　各地将结核病患者、学生群体、老年人、农村人口、流动人口、TB/HIV 双重感染者等重点人群纳入常态宣传,充分利用患者治疗随访、健康筛查、新生体检、助老关爱、员工入职等时机开展宣传,有利于重点人群早发现、早诊断和早治疗。

5.公众结核病防治核心知识知晓率显著提高　湖北省"十三五"规划终期评估的公众结核病防治核心知识知晓率专项调查,共调查 1345 名 15 岁以上居民,公众结核病防治核心知识总知晓率为 81.87 %,与"十二五"规划终期评估的总知晓率 75.43% 相比有显著提高,但与《规划》要求达到 85% 以上的目标还有一定的距离。各地市知晓率水平相差较大,存在健康促进资源分布不均、健康促进活动未能覆盖全部地区和人群的问题;大众对网络媒体使用率增高,但我省目前对新媒体宣传投入较少。

(七)科学研究

"十三五"期间,省疾控中心结核病防治所负责的疾控重点项目"耐多药肺结核病患者9—12 月短程化疗实施性研究"课题尽管遇到药品短缺等困难,但经过努力目前仍取得了初步的结果,耐药患者抗结核药物治疗费用降到 3 万元左右,大大减轻了患者负担,提高了治疗依从性,取得了良好的疗效,为我国推广耐药短程化疗积累了工作经验。省结核病防治所与武汉病毒研究所联合开展的"十三五"科技重大专项子课题"基于快速培养与数字PCR 的结核分枝杆菌及药敏联合体外诊断试剂盒的临床验证"也有序实施。2019 年我省配合国家疾控中心完成了病原学阴性诊断回顾性调查和儿童结核病诊断治疗情况的现场调查工作。2020 年国家"结核病患者人文关怀试点"和"结核病患者密切接触者筛查试点"工作先后在咸宁市和宜昌市宜都市开展。耐多药结核病患者人文关怀项目在武汉市金银潭医院、宜昌市、荆州市、咸宁市相继开展,取得了良好的效果。此外,我省武汉市、咸宁市、黄石市均有自主申请结核病相关科研课题,部分地市参与国家或省级科研课题的现场实施。

五、保障措施实施情况

(一)政府承诺和政策开发

1.《规划》的制定和下发情况　为贯彻落实《国务院办公厅关于印发"十三五"全国结核病防治规划的通知》精神,进一步加大我省结核病防治工作力度,湖北省人民政府办公厅于2017 年印发《规划》。

全省 13 个市(州)中有 10 个印发了《规划》,占 76.92%。其中,7 个市(州)为人民政府印发,占 70%;3 个为多部门联合印发,占 30%。103 个县(区)级行政区划中,67 个印发了《规划》,占 65.05%。

2.纳入当地政府目标管理考核情况 省级将结核病防治纳入政府目标管理考核,全省有12个市(州)级将结核病防治纳入政府目标管理考核,占92.31%;县(区)级有95家,占92.23%。

3.结核病防治经费投入情况

(1)中央财政投入:2016—2020年中央财政投入我省肺结核防控工作经费分别为3010万元、3098万元、5325万元、4974万元、5247万元,合计2.17亿元。

(2)地方专项财政投入:2016—2020年,各级地方政府共计投入结核病防治专项工作经费1.31亿元,其中省级财政共计投入结核病防治专项工作经费2777万元,市(州)级投入3641万元,县(区)级共计投入6678.8万元,年人均0.44元(表3-18)。

表3-18 2016—2020年湖北省地方财政结核病防治专项工作经费投入情况

年份	地方财政结核病防治专项工作经费投入				
	省/万元	市(州)/万元	县(区)/万元	小计/万元	人均投入/元
2016	613	699.1	1191.4	2503.5	0.43
2017	608	714.1	1337	2659.1	0.45
2018	559	732.1	1371.8	2662.9	0.45
2019	559	739.2	1450.2	2748.4	0.46
2020	438	756.5	1328.4	2522.9	0.43
合计	2777	3641	6678.8	13096.8	0.44

4.医疗保障和关怀救助 全省84个县(区)将普通肺结核纳入门诊慢/特病管理,占全省的81.55%;58个县(区)将耐多药结核病纳入门诊慢/特病管理,占全省的56.31%。

2017年10月,省人社厅和省卫计委联合下发了《关于做好支付方式改革等医改相关工作的通知》,文件明确指出将结核病和耐多药肺结核纳入单病种支付范围。全省各地按照文件要求积极出台本地区结核病单病种支付政策。荆州市将普通肺结核门诊纳入慢性病管理范畴,将耐多药肺结核门诊纳入特殊慢性病管理,城乡居民医保报销比例70%,职工医保报销比例90%,耐多药肺结核按20000元/例报销住院费用,门诊与住院费用共享18万元/年的报销额度,还出台了对低保贫困结核病患者的救助政策,医保报销之后的金额,按照70%的比例,再给予救助;黄石市将肺结核、结核性胸膜炎及耐多药肺结核纳入了单病种支付范畴,肺结核、结核性胸膜炎9600元,耐多药肺结核40000元/2年,并将耐多药肺结核纳入门诊特殊慢性病管理,耐多药肺结核患者疗程内每年补助800元;鄂州市出台了贫困肺结核患者诊疗兜底政策,保障了贫困低保患者基本免费诊疗结核病。

(二)防治服务体系建设

1.防治体系 全省已建立和完善了省、市(州)、县(区)三级结核病防治服务体系,现有结核病预防控制机构98个,其中省级1个,市(州)级13个,县(区)级84个。省级结核病防治专业机构设在省疾控中心内,省结核病防治临床技术指导中心挂靠武汉市结核病防治所。全省结核病定点医疗机构94家,其中市(州)级14家,县(区)级80家(表3-19)。

表 3-19　湖北省结核病预防控制机构和定点医疗机构设置情况

级别	预防控制机构		定点医疗机构	
	数量	类型	数量	类型
省级	1	疾控中心	—	—
市(州)级	13	疾控中心(6) 独立结防所(7)	14	综合医院(4) 独立院所(7) 传染病医院(3)
县(区)级	84	疾控(81) 独立结防所(3)	80	综合医院(68) 疾控中心(6) 社区卫生服务中心(4) 独立结防所(2)

注:括号内表示机构数。

2. 人员队伍建设　到 2020 年,全省各级共有结核病防治专业人员 3297 人,预防控制机构人员 385 人,占 11.68%;结核病定点医疗机构诊疗人员 2912 人,占 88.32%。与 2016 年相比,结核病预防控制专业人员人数下降 48.74%,主要是实施医防合作后,诊疗工作交给定点医疗机构,预防控制机构人员削减所致(表 3-20)。

表 3-20　湖北省结核病预防控制机构和定点医疗机构岗位人员统计情况

年份	总人数	预防控制机构					定点医疗机构			
		省级	市(州)级	县(区)级	小计	构成比/(%)	市(州)级	县(区)级	小计	构成比/(%)
2016	2858	14	124	613	751	26.28	1240	867	2107	73.72
2020	3297	15	83	287	385	11.68	1435	1477	2912	88.32

(三)《规划》管理工作开展情况

1. 督导　"十三五"期间,省卫健委高度重视结核病防治督导工作,按照国家印发的 2008 版《中国结核病防治规划实施工作指南》要求,省级结合本省实际情况,制定系统的督导清单供各级在开展规划督导时使用。2016 年全省组织市(州)级开展交叉督导工作,2017—2019 年对全省重点地区及项目实施地区进行专项督导,以问题为导向,每季度对病原学阳性诊断率、新病原学阳性耐药筛查率、耐药高危人群筛查率和耐多药纳入治疗率指标排在全省后五位的市(州)开展现场调研,发现问题,提出改进措施,提升工作质量,同时对主要工作指标完成情况较差的市(州)要求写出整改报告。2020 年在抗击新冠肺炎疫情的战斗中,全省结核病防治工作人员多次参加现场流调、密接协查、健康教育、市州驻点指导疫情处置工作,发挥了重要的作用,为我省抗击新冠肺炎疫情做出了突出贡献。2016—2020 年,全省累计督导市(州)级达 171 次,县(区)级达 1770 次,乡镇级 43614 次,访视患者 255199 人次。

2. 培训　根据《规划》实施要求,全省各级组织开展业务工作培训,培训对象涵盖疾病预防控制机构、结核病定点医疗机构、基层卫生机构和非定点医疗机构的相关工作人员,培训范围包含结核病防治、信息监测、结核病诊断、实验室操作与质控、患者关怀与管理、影像学等内容,全省累计举办 3100 期培训班,培训人数累计 159196 人次。

3. 结核病监控与评价 省疾控中心根据全省结核病信息管理系统数据每年编写《湖北省结核病监测报告》，对全省市(州)、县(区)级结核病防治信息进行分析，并作为内部报告发给各地参考使用。省疾控中心每季度下发结核病防治重点工作通报，梳理重点指标进展，要求各地查找差距，找出问题，及时整改。为进一步提高全省工作质量，2016—2019年省疾控中心连续印发《湖北省结核病防治工作质量考评方案》，方案对质量考核工作进行了具体部署，提出了明确要求，并对考评结果进行通报或会议报告。此外，省结核病防治所实施分片包干制，将工作职责落实到人，实时监控所管市(州)工作开展情况，了解工作存在的问题与困难，及时提出改进措施，为全面完成工作任务打下了良好的基础。

4. 实验室建设与质控 省级结核病参比实验室具备开展传统药敏试验的能力，能够开展快速菌种鉴定，具备开展结核分枝杆菌分子生物学检测的能力；全省14家市(州)级定点医疗机构具备开展药敏试验、菌种鉴定和结核病分子生物学诊断的能力；全省县(区)级定点医疗机构均具备开展痰涂片、痰培养检测能力，2019年省级采购了分子生物学诊断设备下发给了有关县(区)，全省县(区)级定点医疗机构均具备结核病分子生物学诊断的能力。

"十三五"期间，全省每年平均有94家单位参加痰涂片镜检盲法复检工作。参加表型药敏试验熟练度测试的单位由2016年的17家增加到2020年的20家，一、二线药物测试结果优秀率分别由58.8%、70.6%提高到100.0%、95%，全省14家市(州)级定点医疗机构全覆盖，优秀率逐年提高(表3-21)。

表3-21　2016—2020年湖北省药敏试验熟练度测试结果

指标	第八轮 (2016年)		第九轮 (2017年)		第十轮 (2018年)		第十一轮 (2019年)		第十二轮 (2020年)	
	一线	二线	一线	二线	一线	二线	一线	二线	一线	二线
参加数	17	17	18	18	19	19	19	19	20	20
合格	6	4	1	5	1	1	0	1	0	1
优秀	10	12	15	11	18	18	19	18	20	19
待达标	1	1	2	2	0	0	0	0	0	0
优秀率/(%)	58.8	70.6	83.3	61.1	94.7	94.7	100.0	94.7	100.0	95.0

分子生物学检测技术能力验证参加单位由2016年的40家单位增加到2020年的76家，合格率88.2%，虽然参加单位有所增加，但县(区)级定点医疗机构参与意愿不强，参加率不高，整体合格率还有待提高(表3-22)。

表3-22　分子生物学检测技术能力验证

年份	参加数	合格数	合格率/(%)
2016	40	37	92.5
2017	40	26	65.0
2018	44	38	86.4
2019	48	42	87.5
2020	76	67	88.2

5. 药品管理 建立持续不间断的、有质量保证的抗结核药品供应管理系统,是遏制结核病策略的重要组成部分,是保证肺结核患者获得有效治疗的前提。"十三五"期间,全省结核病防治规划中用于治疗活动性肺结核(耐多药结核病除外)的一线抗结核固定剂量复合制剂由中央转移支付经费购买,药品采购与使用情况见表3-23。

表 3-23 中央财政抗结核药品采购与使用情况汇总

采购年份	采购金额/万元	怡诺尼康片大FDC-HRZE/片	小FDC-HRZE/片	异福片FDC-HR(H150 mg,R300 mg)/片	异烟肼(规格:100 mg)/瓶	利福平(规格:150 mg)/瓶	吡嗪酰胺(规格:250 mg)/瓶	乙胺丁醇(规格:250 mg)/瓶	免费药品使用率/(%)
2016	838.680000	5213250		4261800					73.3
2017	1135.778932	0	9171052	6302555	0	0	0	64321	75.4
2018	1279.990668	3403020	3614580	5371140				21354	69.1
2019	1500.000000	4320000	3915000	8100000	5000	7000	9276	37000	68.1
2020	1499.258764	4260960	3512820	6588420				51607	69.8

注:大 FDC-HRZE 规格:H75 mg,R150 mg,Z400 mg,E275 mg;小 FDC-HRZE 规格:H37.5 mg,R75 mg,Z200 mg,E137.5 mg。

用于耐药肺结核治疗的二线抗结核药品,主要在市(州)级结核病定点医疗机构使用,由医疗机构根据当地药品招标采购政策购买药品,费用由医疗保险/新农合、患者共同承担。抗结核药品在省级医疗保障相关目录收录情况见表3-24。

表 3-24 抗结核药品在省级医疗保障相关目录收录情况

类别		抗结核药品
一线抗结核药品	甲类	异烟肼、利福平、吡嗪酰胺、乙胺丁醇、链霉素
	乙类	乙胺吡嗪利福异烟片(FDC-HRZE)、异福酰胺片(FDC-HRZ)、异福片(FDC-HR)
二线抗结核药品	甲类	A组:左氧氟沙星。C组:阿米卡星
	乙类	A组:莫西沙星、贝达喹啉、利奈唑胺。B组:氯法齐明、环丝氨酸。C组:德拉马尼、亚胺培南-西司他丁、美罗培南、卷曲霉素、丙硫异烟胺、对氨基水杨酸

第四章 主要成就及经验

一、主要成就

(一)结核病疫情逐年下降,社会效益显著

全省肺结核报告发病率由 2016 年的 74.70/10 万下降到 2020 年的 52.86/10 万,5 年间下降了 29.24%,年递降率为 8.28%;病原学阳性肺结核报告发病率由 2016 年的 26.89/10 万下降到 2020 年的 26.13/10 万,年递降率为 0.71%。2016—2020 年全省累计发现并治疗肺结核患者 18.19 万例,有近 18 万的肺结核患者恢复了健康,消除了传染性,恢复了劳动力,减少了社会危害,取得了一定的社会效益,为健康湖北建设做出了贡献。

(二)基本实现了《规划》终期目标

实施《规划》五年来,全省基本实现了终期目标,达到《规划》要求的指标如下:全省肺结核报告发病率为 52.86/10 万(目标值 58/10 万);报告肺结核患者和疑似肺结核患者的总体到位率为 97.47%(目标值 95%);初诊患者痰涂片检查率为 92.51%(目标值 90%);肺结核患者病原学阳性率为 51.87%(目标值 50%);耐多药结核病高危人群耐药筛查率为 98.06%(目标值 95%);肺结核患者成功治疗率为 96.52%(目标值 90%);基层医疗卫生机构肺结核患者规范管理率为 97.23%(目标值 90%);基层医疗卫生机构肺结核患者规则服药率为 96.16%(目标值 90%);病原学检查阳性肺结核患者的密切接触者筛查率为 99.77%(目标值 95%);艾滋病病毒感染者/艾滋病患者接受结核病检查的比例为 97.38%(目标值 90%);学生体检结核病筛查比例提高至 92.86%;市(州)级定点医疗机构具备开展药敏试验、菌种鉴定和结核病分子生物学诊断能力的比例为 100%(目标值 100%);县(区)级定点医疗机构具备痰涂片和痰培养检测能力的比例为 100%(目标值 100%);县(区)级定点医疗机构具备开展结核病分子生物学诊断能力的比例为 100%(目标值 80%)。接近目标要求的指标如下:公众结核病防治核心知识知晓率 81.89%(目标值 85%)。

(三)新型结核病防治服务体系基本形成

在我省卫生健康行政部门的领导下,疾控机构、定点医疗机构和基层医疗机构协调配合的“三位一体”结核病防治服务体系逐步形成。88 家定点医疗机构开始承担结核病患者的诊疗服务,服务能力显著提高,服务质量明显改善,患者获得感有了进一步的提高。基层医疗机构利用基层公共卫生服务项目,进一步提高了患者治疗管理质量,患者成功治疗率保持在 90% 以上。

(四)结合医改出台了惠民政策

为进一步落实《规划》各项工作任务,省卫健委积极与有关部门进行沟通协调,争取惠民政策。2017 年 10 月,省人社厅和省卫计委联合下发了《关于做好支付方式改革等医改相关工作的通知》(鄂人社函[2017]682 号),文件明确指出将结核病和耐多药肺结核纳入

单病种支付范围，要求各地结合深化医药卫生体制改革带来的机遇，为结核病患者争取有利政策。我省单病种支付方式改革覆盖所有结核病诊疗机构，确保患者得到有效诊治服务，控制过度医疗，减轻患者负担，提高患者治疗依从性，提高患者完成治疗率。

（五）新技术手段得到广泛应用

依据国家规划，我省制定了关于积极推广结核病新的诊断技术工作计划，利用中央转移支付经费采购设备，给各市（州）配备了结核分枝杆菌耐药基因技术检测仪器配备，使耐药检测新技术以市（州）为单位覆盖率达到 100%。与此同时，我省还采购了分子生物学检测设备，使我省以县（区）为单位分子生物学检测技术覆盖率达到 100%。各地结合具体实际，开展多种形式患者治疗管理手段的探索，宜昌市在中盖项目支持下开发了手机管理平台，应用手机管理平台督导患者治疗；荆州市与电信合作定期给患者发健康教育信息，督促患者按时服药。十堰市和神农架林区结合山区特点，利用家庭督导员和志愿者督导患者治疗。

（六）耐多药结核病防治工作成效显著

耐多药结核病规范化诊疗工作已覆盖所有地市，100% 的地市能够开展菌种鉴定和快速耐药检测工作。2016—2020 年，全省登记耐多药结核病高危人群平均耐药筛查率为 76.61%，筛查率逐年提高，从 2016 年的 54.46% 提高到 2020 年的 98.06%，超额完成了《规划》中 95% 的指标。全省登记新病原学阳性患者耐药筛查率为 50.67%，筛查率也逐年增高，从 2016 年的 21.24% 提高到 2020 年的 89.50%。发现了利福平耐药肺结核患者 3328 例，2511 例接受治疗，接受治疗率为 75.45%，纳入治疗率从 2016 年的 77.27% 提高到 2020 年的 82.58%，有效地发现和治疗了利福平耐药患者，有效地控制了我省耐药结核病疫情。

二、主要经验

（一）强化组织领导，切实履行承诺

省政府高度重视结核病防治工作，把结核病确定为我省重大传染病进行防治。省政府印发《规划》，明确全省结核病防治的总体目标、任务和工作措施。为进一步落实《"健康中国 2030"规划纲要》，全面加强我省结核病防治工作，2020 年 5 月，省政府八部门联合制定了《湖北省遏制结核病行动计划（2020—2022 年）》，实施六项结核病防治专项行动，进一步完善防治服务体系，降低我省结核病疫情，为实现"健康湖北"和 WHO 提出的 2035 年终止结核病流行目标奠定基础。各地区、各有关部门认真贯彻省级的部署和要求，加强政府承诺，明确责任，落实有关政策措施，进一步加大了结核病防控工作的力度，确保了基本实现《规划》终期目标。

（二）推进体制转型，做好医防合作

"十三五"期间，全省建立并逐步完善防治体系，形成了以患者为中心，疾控机构、定点医疗机构和基层医疗机构协调配合的"三位一体"结核病防治服务体系，全省防治工作在"防、治、管、保"四个方面形成了有效机制和合力。疾控机构发挥了纽带和桥梁作用，充分利用信息化的手段，使"防、治、管、保"各个环节相互融合，进一步落实了疫情监测、信息管理、早期干预、督导评价等方面的任务，做到工作有督导、任务有考核、疫情有处置。定点医

疗机构做到了"防"和"治"两手抓，各级定点医疗机构在不断规范结核病患者诊疗服务的同时，进一步强化结核病的发现意识，把好第一关，同时加大了对患者及其家属的健康教育，切实发挥医疗机构在疾病预防上的作用。基层医疗卫生机构对患者做好全程随访管理。为做好我省公共卫生服务结核病患者健康管理项目工作，2017 年省卫计委下发了《湖北省公共卫生服务结核病患者健康管理项目考核方案》（鄂卫生计生办通〔2017〕48 号），并开展多次专项督导，落实结核病可疑患者推介转诊、患者随访管理、监督服药、督促定期痰检复查，推动结核病发现和全程治疗管理工作。

（三）以分级诊疗试点为抓手，带动全省工作的开展

2016 年我省荆州市和宜昌市被国家卫计委确定为"结核病分级诊疗和综合防治模式试点"地区。省卫健委从试点申请、启动、落实方面，采取全程督导跟踪的方式，推动试点工作开展。目前荆州市由卫健委、财政局、人社局和民政局联合发文出台了结核病单病种支付新模式，新政策出台，形成了患者减负担、医院稳收益、医保费用可控的三方受益的结果。同时两试点地区进一步优化医疗卫生资源配置，引导优质医疗资源下沉，提升基层服务能力。以家庭医生签约服务为抓手，落实基层首诊，促进患者有序就医，使大部分普通肺结核患者治疗管理不出县，耐药结核病和合并严重并发症患者不出地市。一个市（州）级定点医疗机构舍得放、基层接得住、患者得实惠的局面正在逐步显现。我省由于试点工作成绩突出，2017 年 8 月 21 日在全国结核病防治工作会议上进行了大会经验交流。目前全省各地依照试点工作方案，结合本级实际积极探索新模式、新机制和新方法，带动了全省结核病防治工作的开展。

（四）以"最基本关怀服务"来推动耐多药结核病防治

在中国疾控中心的直接领导下，湖北省实施的"耐多药结核病最基本关怀服务"项目工作成效显著。全省建立了耐药患者咨询关怀服务团队，已有国家级咨询员师资 4 名；专（兼）职耐药患者关怀咨询员已覆盖全省 5 家耐多药结核病定点医院；武汉市金银潭医院在全国率先探索由医院自筹经费支持同伴志愿者工作，并已建立同伴志愿者团队，不断培训新人，良性发展。关怀试点工作助力耐多药结核病患者成功治疗，武汉市金银潭医院通过实施关怀项目，成功治疗率由项目前的 36.2%（67/185）上升到项目后的 66.4%（140/211），远高于全球平均水平（50%）；丢失率由项目前的 14.6%（27/185）降低到 2.8%（6/211），达到全国最低水平。

（五）加强督导通报与考核，提高工作质量

每年省级组织开展督导和地市交叉督导，及时发现工作中的问题，下发督导报告，责令限期进行整改。每季度对专报系统数据进行分析总结，结合日常工作发现的问题，对工作进展情况进行季度通报，对问题严重的单位进行现场督办。年终对全省工作从政府承诺、患者发现与治疗、三大挑战、规划支持四个方面进行 25 个指标的综合考核评分，对结果进行通报。通过常规督导、季度通报、年终考核的模式，促进了工作开展，提高了工作质量。

第五章　问题及建议

一、存在的主要问题

尽管"十三五"期间我国结核病防治工作取得了很大的进展,但是还面临着诸多问题与挑战,防治形势依然严峻。

(一)我省结核病疫情依然严重

虽然我省结核病疫情呈逐年下降趋势,但每年仍有 3 万左右的新发结核病患者,2020年全省肺结核报告发病数位居全国第 7 位,报告发病率位居全国第 12 位,疾病负担依然较重,疫情仍在全国平均水平之上,部分地市疫情发生率明显偏高,利福平耐药疫情和学校结核病疫情是防控工作的重点与难点。

(二)政策保障有待进一步提升

目前我省结核病防治经费来源主要依靠国家和地方投入,省级经费投入人均不足 0.1元,地方投入人均不足 0.5 元,经费投入逐年减少,多地经费没有纳入年度财政预算。患者的医疗费用负担较高,新诊断技术定价和医保未落实。学生人群的入学体检,密切接触者、65 岁以上老年人、糖尿病患者的检查,聚集性疫情处置、预防性治疗、耐药患者抗结核药品、结核病防治机构及定点医疗机构建设等均无经费保障。

(三)传染源控制力度不够

结核病的控制主要是有效地发现、治疗与管理病原学阳性肺结核患者,患者受多种因素影响,存在拒绝治疗,以及在传染期随意流动的问题,导致传播蔓延,疫情下降缓慢。

(四)结核病防治专业机构有待加强

在各级卫生健康行政部门领导下,疾控中心、结核病防治院所等结核病防治机构牵头负责辖区内结核病防治工作,但随着新型结核病防治服务体系的建立,结核病防治机构专业人员减少、科室撤销、市(州)级结核病防治院所撤并、建设及保障不足等现象非常普遍,人才流失严重,不利于结核病防治工作开展。结核病防治机构对结核病定点医疗机构、基层医疗机构的结核病防治工作没有抓手,没有力度,不利于工作质量的提高。

二、主要建议

(一)提高认识,加强政府承诺

我省结核病负担较重,各级政府要进一步加强组织领导,将结核病防治工作作为重要民生建设内容,加强政府承诺和部门合作,加大经费投入力度。增加学生人群的入学体检,密切接触者、65 岁以上老年人、糖尿病患者的检查,聚集性疫情处置、预防性治疗、耐药患者抗结核药品、结核病防治机构及定点医疗机构建设等专项经费,将结核病防治经费纳入各级财政预算,将结核病纳入政府目标管理考核内容,落实对各部门工作的监督考核,推动结核病防治工作全面发展。

(二)进一步强化工作职能,明确防治责任

卫生健康行政部门要强化疾控机构牵头负责辖区内结核病防治工作的职能,明文规定其对开展结核病防治工作的医疗机构、基层医疗卫生机构进行综合质量评估、技术指导、管理和考核等职责,赋予其与工作职责相适应的权力;进一步明确结核病定点医疗机构、非定点医疗机构和基层医疗卫生机构的责任。

(三)开展病原学阳性肺结核患者隔离治疗工作

国家从法律层面出台对病原学阳性肺结核患者强制隔离治疗的规定,促使病原学阳性肺结核患者自觉自愿接受隔离治疗。支持地市级结核病防治院所建设,加大投入,保证每个地市有一家符合感染控制要求的专科医院(定点医院)来集中隔离收治本地区病原学阳性肺结核患者,取消定点医院病原学阳性肺结核患者治疗住院日、药占比等规定,保证患者传染期的隔离治疗,有效控制传染源。

(四)以患者为中心,开展患者关怀工作

结核病是慢性传染病,病程长、病情容易反复、治疗药物量大、不良反应发生率高、治疗费用负担重、社会歧视现象等影响着患者积极就医和治疗效果。全面推广以患者为中心的患者关怀工作,为患者提供"诊、治、管、保"全链条的优质关怀服务,提高患者的治疗依从性和成功治疗率,提高患者生活质量和回归社会的能力。

(五)进一步规范诊疗行为,提高诊疗水平

严格执行《中国结核病预防控制工作技术规范(2020年版)》及《中国结核病防治工作指南》要求,按照不同类型肺结核的临床路径,制定切实可行的诊疗服务包,对定点医疗机构结核病规范化诊疗行为加强督导,提高患者治愈率,降低患者医疗负担,将规范治疗落实情况作为对定点医疗机构绩效考核的依据。

(六)探索基层公共卫生项目支付方式改革,做好患者管理

进一步优化基层公共卫生项目中结核病管理费的使用,探索将该项经费直接落实到真正管理者手中的办法,提高参与管理者的积极性和责任心。同时可探索支付多种管理模式的费用,如签约家庭医生或团队的管理费、智能化管理平台的管理费、家庭人员的管理费等等,通过多种形式做好患者管理,保证治疗效果。

(七)做好学校结核病防控工作

学校结核病严重影响师生身心健康和正常的教学秩序,容易引起家庭及社会的广泛关注,导致不良的社会影响,要建立责任追查制度,促使教育部门真正落实主体责任,认真开展学校结核病防控工作。

(八)加快出台支持预防性治疗的政策

对新近结核分枝杆菌感染者进行预防性治疗能有效减少该人群结核病发病机会,是最重要的结核病预防措施,但目前我国采取的是自愿原则,导致预防性治疗工作难以开展,建议国家出台支持预防性治疗的政策法规,保证预防性治疗工作的开展,发挥预防性治疗在结核病防控中的作用。

第六章 专题调查

第一节
湖北省肺结核漏报漏登率调查

[实施方案]

一、调查目的

通过抽样调查,获得肺结核的漏报率和漏登率,评估湖北省肺结核疫情水平,为《规划》中发病率下降目标的终期评估提供依据。

二、调查内容

(1)传染病信息报告系统(简称"网络直报系统")肺结核的报告情况,获得肺结核的真实报告率。

(2)结核病管理信息系统(简称"专报系统")肺结核的登记情况,获得肺结核的真实登记率。

三、调查机构与对象

(一)调查机构

具有肺结核诊疗能力,并且 2019 年在大疫情系统中报告有肺结核病例的县(区)级及以上医疗机构。本次由国家采用多阶段分层整群抽样,抽取我省 6 家机构(附件 1),包含 1 家市(州)级定点医疗机构、1 家市(州)级非定点医疗机构、2 家县(区)级定点医疗机构、2 家县(区)级非定点医疗机构。

(二)调查对象

调查的医疗机构 2019 年 1—12 月诊断的所有肺结核病例(含疑似肺结核病例)。

四、调查方法

(一)结核病专报系统数据收集

从网络直报系统和专报系统中导出 2018 年 1 月 1 日至 2020 年 6 月 30 日全省"按报告地区"报告的和外地区"按现住址"报告的本地区所有确诊和疑似肺结核患者的传染病报告卡和全省登记的结核病患者个案。所有导出信息用于现场调查数据的查重和匹配工作。导出的资料分别命名为"大疫情传报卡数据库-湖北省""专报普通患者病案数据库-湖北省"

和"专报耐药患者病案数据库-湖北省"。

(二)医疗机构基本信息收集

收集调查医疗机构的基本情况和结核病诊疗能力情况等,并填写至"湖北省漏报漏登调查机构基本情况调查表"(附件2)。

(三)医院数据收集

从所调查医疗机构的门诊工作日志、住院部的出入院登记本、检验科的检测登记本/表,摘录出2019年1—12月结核病的诊断记录。有信息系统的可通过医院信息系统(HIS)直接导出;没有信息系统的需手工摘录,按格式要求整理成电子表格数据库。

1.门诊资料 将全院与呼吸道症状相关的门、急诊科室(包括儿科)中诊断结果中带"结核"或"TB"字样的患者信息整理为表6-1。

表6-1　门诊导出或手工摘录结核病患者信息一览表

机构名称	就诊日期	诊断科室	患者姓名	性别	年龄	身份证号	现住址	联系电话	诊断结果

2.住院部资料 将出院且诊断(包含且不限于入院诊断、出院诊断、第一诊断、第二诊断、第三诊断等)中有"结核"或"TB"字样的患者信息从医院信息系统中全部导出或手工抄录到表6-2中。

表6-2　住院部导出或手工摘录结核病患者信息一览表

机构名称	入院日期	住院科室	患者姓名	性别	年龄	身份证号	现住址	联系电话	诊断结果

3.检验科资料 将医院检验科的痰涂片、痰培养、分子生物学检查结果为"阳性"和药敏试验结果为"利福平耐药"的患者信息从医院信息系统中全部导出或从实验室登记本抄录到表6-3中。

表6-3　检验科检查结果

机构名称	检查结果报告日期	申请科室	姓名	性别	年龄	身份证号	现住址	联系电话	检查项目	报告结果

(四)调查资料整理

1.合并记录 按照机构将来自门诊、住院部和检验科的所有记录进行合并,在首列增加"个人编号"字段,在"姓名"之前补充"资料来源"字段,另存为表6-4(每个机构一张表)。

表6-4　医疗机构收集结核病患者报告信息合并整理一览表

个人编号	机构名称	诊断日期	诊断科室	资料来源	姓名	性别	年龄	身份证号	现住址	联系电话	原始诊断	原始诊断分类	病原学检查结果	是否重复

2.整理处理字段值 对合并后的所有记录进行浏览核查,对数据库中非标准化的字段

值进行整理。

3.填写"原始诊断分类" 根据原始诊断和病原学检查结果,对患者的原始诊断进行分类(包括"利福平耐药肺结核、肺结核、结核性胸膜炎、疑似肺结核、肺外结核、非活动性肺结核"),并记录在"原始诊断分类"栏。

按上述步骤清洗后,筛选出表6-4中"原始诊断分类"除"非活动性肺结核""肺外结核"以外和"是否重复"为"空白"的记录,整理到表6-5中(格式同表6-4)。

表6-5 诊断结核病患者名单××机构

个人编号	机构名称	诊断日期	诊断科室	资料来源	姓名	性别	年龄	身份证号	现住址	联系电话	原始诊断	原始诊断分类	病原学检查结果

(五)数据核查与匹配

1.机构内核查

(1)传染病报告核查:将表6-5的信息,与本机构2018年1月1日—2020年6月30日的肺结核传报卡信息(从"大疫情传报卡数据库-湖北省"中筛选)进行匹配,以确定患者在大疫情系统中的报告情况。匹配后完善患者信息,保存到表6-6中。

表6-6 结核病患者传染病报告情况××机构

个人编号	机构名称	诊断日期	诊断科室	资料来源	姓名	性别	年龄	身份证号	现住址	联系电话	原始诊断	原始诊断分类	病原学检查结果	报告卡编号	疾病名称	病例分类	追踪单位	收治单位	专报登记号	最终诊断

(2)诊断核查:对于表6-6中报告卡编号为"空白"(即未报告)或病例分类为"疑似病例"且疾病名称不是"其他疾病"(报告为疑似但未核实诊断)的患者,由诊断复核小组逐一查阅患者的病历、影像学资料、实验室检查结果等资料,进行诊断复核,将诊断复核结果记录在表6-6中新增的"最终诊断"栏中。

2.机构间核查 将各个机构的表6-6合并,删除"最终诊断"为"排除活动性肺结核"的病例,形成表6-7。按照下列流程补充表6-7的信息。

表6-7 湖北省抽样机构诊断结核病患者信息表

个人编号	机构名称	诊断日期	诊断科室	资料来源	姓名	性别	年龄	身份证号	现住址	联系电话	原始诊断	原始诊断分类	病原学检查结果	报告卡编号	疾病名称	病例分类	追踪单位	收治单位	专报登记号	最终诊断	机构间重复	诊断结果	耐药登记号

(1)机构间查重:在表6-7中进行机构间查重,如判断为重复记录的,则对患者基本信息和报告信息进行补充,同时在"病原学检查结果""原始诊断分类""最终诊断"中按照级别

高的记录进行更新。对诊断时间为后的重复记录进行标记（在"机构间重复"栏填写"是"）。

（2）全省传染病报告核查：将表 6-7 中"报告卡编号"为空白的病例，与全省 2018 年 1 月 1 日—2020 年 6 月 30 日的传报卡信息（"大疫情传报卡数据库-湖北省"）进行匹配，以确定患者在大疫情系统中的报告情况。匹配原则及信息补充同机构内核查。

（3）与普通病案匹配：将表 6-7 中的"机构间重复"栏中为"空白"的记录，与结核病病案进行匹配。

（4）与耐药病案匹配：与事先导出的全省专报耐药患者病案数据库匹配，获得结核病患者专报系统耐药病案登记情况。

3. 未登记患者的信息复核

（1）省内复核：在表 6-7 中增加"未登记原因"和"患者属于省份"栏目，另存为表 6-8。

表 6-8　湖北省抽样机构诊断结核病患者信息核实表

个人编号	机构名称	诊断日期	诊断科室	资料来源	姓名	性别	年龄	身份证号	现住址	联系电话	原始诊断	原始诊断分类	病原学检查结果	报告卡编号	疾病名称	病例分类	追踪单位	收治单位	专报登记号	最终诊断	机构间重复	诊断结果	耐药登记号	未登记原因	患者属于省份

对于"专报登记号"和"耐药登记号"均为空白的病例，要进一步核实患者相关信息（直接给患者打电话，或询问接诊医生等），同时填写"未登记原因"。如果原因为"在外省"，则明确患者是哪个省，并在"患者属于省份"中标明。复核完成后，将表 6-8 上报至国家级。

（2）国家汇总及省间交换：国家级负责收集、整理各省上报的表 6-8，筛选出外省的病例，按照省份整理出"省间交换的患者信息核实表"，并下发至相应省份；各省接到该表后，将该表的记录与全省的传报卡库和病案库进行二次匹配，匹配成功则完善报告、登记等信息，若匹配不成功，则填写"未登记原因"。

五、资料的汇总与上报

省级调查小组完成数据收集、核查和匹配等工作后，要对调查工作量进行汇总，填写"附件 3　湖北省各调查机构的调查病例量"。

各省汇总并核实表 6-8、附件 2 和附件 3，上报给国家结核病预防控制中心。国家级收到各省的表 6-8 后，汇总成省间病例核查表，再分发至各省，由各省对该表进行核查、更新数据后上报至国家级。

　　附件 1　湖北省抽取开展医疗机构调查的单位名单
　　附件 2　湖北省漏报漏登调查机构基本情况调查表
　　附件 3　湖北省各调查机构的调查病例量

附件1　湖北省抽取开展医疗机构调查的单位名单

市(州)	机构名称	机构级别	是否定点医疗机构
十堰市	十堰市西苑医院	市(州)级	是
	郧西县中医医院	县(区)级	
宜昌市	宜昌市中心人民医院	市(州)级	
荆州市	石首市人民医院	县(区)级	是
恩施州	巴东县人民医院	县(区)级	是
随州市	曾都区中医医院	县(区)级	

附件2　湖北省漏报漏登调查机构基本情况调查表

机构名称	机构编码	机构性质					机构级别			服务能力			实验室检测能力				资料存储方式	
		市(州)级	县(区)级	定点医疗机构	非定点医疗机构	结核病专科医院	一级	二级	三级	呼吸科年均门诊量/人次	呼吸科病床数/张	结核病病床数/张	痰涂片检查	痰培养检查	药敏检测	分子生物学检查	电子	纸质

附件3　湖北省各调查机构的调查病例量

机构名称	机构编码	表6-1	表6-2	表6-3	表6-4				表6-5	表6-6		表6-7		表6-8	
		门诊	住院	检验	合计	其中重复记录	非活动性肺结核	肺外结核	合计	合计	排除活动性肺结核	合计	其中机构间重复记录	合计	外省患者
		1	2	3	4	5	6	7	8	9	10	11	12	13	14
××															
××															
合计															

[调查结果与结论]

一、基本情况

本次6家被调查机构共收集21591条信息,经数据清洗,剔除重复记录、肺外结核、陈旧性肺结核,以及经诊断复核排除活动性肺结核后,保留3285例肺结核患者信息。

患者年龄(49.00±18.30)岁,中位年龄为51岁;男性2285例,占69.56%,女性1000例,占30.44%;诊断为肺结核(除外单纯性胸膜炎)、利福平耐药肺结核、单纯结核性胸膜炎各3129例、64例、92例,分别占比95.25%、1.95%、2.80%;病原学阳性患者1527例,占比46.48%;病例来源机构类型中市(州)级定点医疗机构诊断1343例,占40.88%,县(区)

级定点医疗机构诊断 1445 例,占 43.99％,市(州)级非定点医疗机构诊断 490 例,占 14.92％,县(区)级非定点医疗机构诊断 7 例,占 0.21％。

二、病例漏报情况

3285 例病例信息中,130 例未匹配到传染病报告卡,肺结核漏报率为 3.96％(130/3285)。漏报病例分类为单纯结核性胸膜炎 13 例、肺结核(除外单纯结核性胸膜炎)117 例、利福平耐药肺结核 0 例,漏报率分别为 14.13％(13/92)、3.74％(117/3129)、0;诊疗机构漏报率分别为市(州)级定点医疗机构 3.95％(53/1343)、县(区)级定点医疗机构 4.29％(62/1445)、市(州)级非定点医疗机构 3.06％(15/490)、县(区)级非定点医疗机构 0。

三、病例漏登情况

3285 例病例信息中,336 例未在结核病信息系统中匹配到患者病案,肺结核漏登率为 10.23％(336/3285)。不同诊疗机构属性、机构类型、诊断分类的漏登率不同,差异具有统计学意义($P<0.05$)。详见表 6-9。

表 6-9　肺结核病例漏登的相关因素

特征	病例数	漏登数	漏登率/(％)	χ^2	P	OR(95％ CI)	P
总数	3285	336	10.23				
年龄/岁				5.043	0.080		
<15	26	6	23.08			1.00	0.114
15~64	2520	251	9.96				0.207
≥65	739	79	10.69				0.390
性别				0.706	0.401		
男	2285	227	9.93			1.00	
女	1000	109	10.90				0.381
机构属性				42.933	0		
县(区)级	1452	92	6.34			1.00	
市(州)级	1833	244	13.31			2.27(1.77~2.92)	0
机构类型				6.747	0.009		
定点	2788	269	9.65			1.00	
非定点	497	67	13.48				0.942
诊断分类				18.266	0		
利福平耐药肺结核	64	3	4.69			1.00	
肺结核(除外单纯性胸膜炎)	3129	312	9.97			2.42(0.75~7.77)	0.139
单纯结核性胸膜炎	92	21	22.83			6.71(1.90~23.74)	0.003

四、病例漏登原因

漏登原因包括医疗机构未报告、复治菌阴、追踪未到位、一次性就诊、患者拒绝治疗、不宜治疗、患者在外地治疗以及死亡等。其中追踪未到位占比最高，为 48.81%（164/336），其次是一次性就诊，占 22.32%（75/336）；未报告病例均未进行登记，占 13.99%（47/336）；复治菌阴病例占 8.33%（28/336），拒绝治疗/不宜治疗/死亡/在外地治疗的病例占 6.55%（22/336）。

五、结论

结核病监测信息在结核病防控工作中起着重要作用，信息登记质量直接影响结核病防治干预措施的制定。避免和减少肺结核的漏报与漏登，可更真实地反映结核病疫情状况，以便采取正确的防控干预措施，有效降低结核病疫情，具有重要意义。

2019 年湖北省医疗机构肺结核传染病报告卡漏报率为 3.96%，相较于 2015 年基线调查漏报率（4.79%）有所下降；2019 年肺结核患者病案漏登率为 10.23%，稍高于 2015 年基线调查的漏登率（7.57%），表明我省结核病疫情报告工作质量有所改进，但患者病案登记有待进一步提升。医疗机构要进一步重视对儿童结核病、结核性胸膜炎病例的报告与登记。调查中发现市（州）级医疗机构就诊的较多是市辖各县（区）或外地区的患者，这些患者的报告与登记工作容易被忽视。同时结核病诊断需要一定时间，部分患者需要在诊断性治疗复查后才可定诊，但有些患者在第一次就诊后没有复查，加之未追踪到位患者，导致病例信息漏登。此外，由于复治菌阴的诊断比较困难，县（区）级医疗机构存在一定的过诊过治现象。

从本次抽样调查反映出湖北省结核病疫情报告登记管理工作中存在问题，今后要重点做好以下工作：①要进一步做好医疗机构人员培训，强化传染病报告登记的意识，提升结核病监测信息登记的工作质量。②要进一步提升结核病防治服务体系服务能力，疾病预防控制中心、医院（综合医院和定点医院）和社区卫生服务中心要进一步加强信息沟通，提升转诊率、追踪到位率。③要进一步强化医院的规范诊疗服务，做好内部的信息沟通，病原学检测结果要及时反馈给医生，及时诊断并及时进行登记，从而有效避免结核病漏登的情况发生，提升监测信息的准确性和真实性，有效地服务于结核病防治工作。

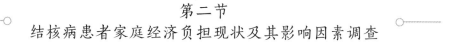

第二节
结核病患者家庭经济负担现状及其影响因素调查

[实施方案]

一、调查目的

获得普通肺结核患者家庭经济负担现状及其影响因素，评价"十三五"期间结核病患者经济负担有关指标完成情况，为"十四五"期间有针对性地制定切实降低结核病患者经济负担有关政策措施提供基础数据和参考依据。

二、调查机构和对象

(一)调查机构

本次调查抽取荆州市和恩施州两家结核病定点医疗机构,分别为石首市人民医院和巴东县人民医院。

(二)调查对象

1.普通肺结核患者 2020年1月1日—11月30日,湖北省荆州市石首市和恩施州巴东县结核病定点医疗机构所有在治且治疗时间大于2周的普通肺结核患者。本次调查387人,有效问卷330份,有效率为85.27%。330例患者中,161例来自荆州市石首市,169例来自恩施州巴东县。从经济类型来看,荆州市石首市和恩施州巴东县分别代表城镇和农村。

2.排除标准

(1)排除肺外结核病患者。

(2)排除国家结核病规划之外机构治疗的患者。

(3)排除登记分类是"复治其他"的患者。

三、调查方法与内容

本次调查包括县(区)级基本情况调查表、肺结核患者家庭经济负担调查问卷、电子病历数据库三部分内容。

(一)县(区)级基本情况调查表

主要内容包括人口与社会经济学,定点医疗机构类型、性质、级别,信息系统开通情况,结核病筛查和诊疗费用等。详见附件4。

(二)肺结核患者家庭经济负担调查问卷

主要内容包括五个部分:"病历"和/或"结核病患者登记本"中的患者诊断及治疗信息、知情同意、本次结核病治疗之前的费用、从本次治疗第一天到目前的费用以及因患结核病对于家庭和自身的影响。详见附件5。

(三)电子病历数据库

对于开通HIS的医疗机构,导出接受调查的患者的诊疗和费用信息。为保证获得患者确诊前信息,应导出全院门诊、住院信息而非仅结核病门诊费用信息。

四、质量控制

前期进行预调查,完善调查问卷,对有错误和缺失的数据,要及时与调查人员联系,核实情况并及时填补。由经过统一培训的人员进行现场调查,当场对完成的问卷及时进行完整性和逻辑性审核;调查后所有调查问卷均采取双录入Epidata3.1数据库,对录入的数据进行核对和逻辑校验。

［调查结果与结论］

一、基本情况

(一)人口学特征

本次调查纳入分析的 330 例患者中,男女比为 1.92∶1,平均年龄(52.1±19.7)岁,30～60 岁和 60 岁以上的患者比例分别 37.3％和 43.6％,初中及以下文化水平占 73％,已婚者占 69.7％。大部分患者有医保,比例为 97.6％。

(二)工作和经济状况

职业分布广泛,其中农民占比最高,为 38.8％。平均每月收入小于 500 元的有 160 例(48.5％),121 例(36.7％)为家庭收入最高的人,131 例(39.7％)因为结核病治疗借钱。

(三)临床症状与并发症

69.4％的患者有咳嗽或咳痰症状,具有咯血、胸痛和发热症状的比例分别为 11.8％、19.1％和 13.9％。大部分患者同时患有其他疾病,其中合并糖尿病、高血压和慢性阻塞性肺疾病的比例分别为 10.3％、10.6％和 6.1％。

(四)患者就诊情况

患者首次在结核病医院/专科医院就诊比例最高,为 55.45％,其次是乡镇卫生院,为 16.36％,二级以上综合医院/中医院就诊比例为 14.85％;患者到首诊医疗机构和最近的结核病定点医疗机构距离的中位数分别为 20(P_{25}～P_{75}:5～40)千米和 30(P_{25}～P_{75}:10.5～54.0)千米。

二、家庭直接经济负担

(一)直接医疗费用

330 例调查患者首次就诊到完成治疗总的直接医疗费用为 2903756.31 元,例均8799.26元。巴东县总的直接医疗费用 1575035.55 元,例均 9319.74 元,开始治疗之前总的直接医疗费用为 743321.15 元,例均 4398.35 元,开始治疗之后总的直接医疗费用为831714.39 元,例均4921.39 元。石首市总的直接医疗费用为 1328720.76 元,例均8252.92元,开始治疗之前总的直接医疗费用为 831008.88 元,例均 5161.55 元,开始治疗之后总的直接医疗费用为 497711.88 元,例均 3091.38 元(表 6-10)。

表 6-10　2 个地区肺结核患者直接医疗费用(自付)　单位:元,M(P_{25}～P_{75})

地区	患者数	总直接医疗费用			开始治疗之前直接医疗费用			开始治疗之后直接医疗费用		
		总计	例均	中位数	总计	例均	中位数	总计	例均	中位数
巴东县	169	1575035.55	9319.74	6365.50	743321.15	4398.35	2697.84	831714.39	4921.39	3402.50
石首市	161	1328720.76	8252.92	6885.04	831008.88	5161.55	4194.50	497711.88	3091.38	1741.44
合计	330	2903756.31	8799.26		1574330.04	4770.70		1329426.27	4028.56	

(二)直接非医疗费用

330 例调查患者首次就诊到完成治疗总的直接非医疗费用为 882775.67 元,例均

2675.08元。巴东县总的直接非医疗费用803392.68元,例均4753.80;其中患者及其家属往返交通费204178.88元,例均1208.16元,餐费372187.86元,例均2202.30元,住宿费71709.42元,例均424.32元,其他费用155316.52元,例均919.03元。石首市总的直接非医疗费用79382.99元,例均493.06元;其中患者及其家属往返交通费47392.14元,例均294.36元,餐费23608.66元,例均146.64元,住宿费1249.49元,例均7.76元,其他费用7132.69元,例均44.30元(表6-11)。

表6-11 2个地区肺结核患者直接非医疗费用

单位:元

地区	患者数	患者及其家属往返交通费		餐费		住宿费		其他费用		直接非医疗费用合计	
		总计	例均	总计	例均	总计	例均	总计	例均	总计	例均
巴东县	169	204178.88	1208.16	372187.86	2202.30	71709.42	424.32	155316.52	919.03	803392.68	4753.80
石首市	161	47392.14	294.36	23608.66	146.64	1249.49	7.76	7132.69	44.30	79382.99	493.06
合计	330	251571.02	762.34	395796.52	1199.38	72958.92	221.09	162449.21	492.27	882775.67	2675.08

三、患者就诊和住院情况

巴东县和石首市的普通肺结核患者开始正规抗结核治疗之前的例均就诊次数分别为2.94次和2.37次;开始正规抗结核治疗之前的例均就诊的不同医疗机构数分别为1.95个和1.55个;巴东县和石首市的普通肺结核患者例均住院时长分别为18.39天和23.06天,例均住院直接医疗费用(自付)分别6419.67元和6088.01元(表6-12)。

表6-12 2个地区肺结核患者就诊和住院情况

地区	患者数	就诊次数[1]			就诊不同医疗机构数[2]			住院时长/天			住院直接医疗费用/元		
		总计	例均	中位数	总计	例均	中位数	总计	例均	中位数	总计	例均	中位数
巴东县	169	497	2.94	3	330	1.95	2	3108	18.39	14	1084923.85	6419.67	3548.00
石首市	161	382	2.37	2	250	1.55	1	3712	23.06	20	980170.00	6088.01	4500.00
合计	330	879	2.66	2	580	1.76	2	6820	20.67	18	2065093.85	6257.86	4000.00

注:1.就诊次数是指患者在开始治疗前,去各个医疗机构就诊的次数;

2.就诊的不同医疗机构数是指患者在开始治疗前,辗转的不同的医疗机构数(不包括在同一医疗机构重复就诊)。

四、社会效果和社会效益

(一)避免新发患者数

2020年巴东县治疗成功涂阳和涂阴患者分别为177例和273例,避免新发患者例数171例。石首市治疗成功涂阳和涂阴患者分别为88例和294例,避免新发患者例数90例。

(二)直接社会效益

2020年巴东县和石首市避免新发患者减少的社会医疗费用(直接社会效益)分别为240.48万元和78.59万元(表6-13)。

表 6-13　2 个地区结核病防治工作避免新发患者产生的直接社会效益

地区	治疗成功例数		规划贡献因子[1]	避免新发患者数[2]	肺结核患者家庭直接经济负担/元[3]	例均肺结核患者家庭直接经济负担	直接社会效益/万元
	涂阳	涂阴					
巴东县	177	273	0.66	171	2378428.23	14073.54	240.48
石首市	88	294	0.51	90	1408103.75	8745.99	78.59

注:1.规划贡献因子=涂阳治愈率-0.25;

2.避免新发患者数=(涂阳患者治疗成功例数+0.3×涂阴患者治疗成功例数)×(涂阳治愈率-0.25)×10×0.1;

3.肺结核患者家庭直接经济负担=直接医疗费用+直接非医疗费用。

(三)间接社会效益

2020 年巴东县因结核病防治工作避免劳动损失为 4275 伤残调整寿命年(DALY),共挽回间接社会效益 8839.55 万元;石首市因结核病防治工作避免劳动损失为 3629 DALY,共挽回间接社会效益 10095.66 万元(表 6-14)。

表 6-14　2 个地区结核病防治工作避免劳动损失而挽回的间接社会效益

地区	治疗成功例数	挽回的总 DALY[1]	人均 GDP/元	挽回的间接社会效益/万元
巴东县	450	4275	29539.00	8839.55
石首市	382	3629	39742.00	10095.66

注:1.挽回的总 DALY=活动性患者治疗成功例数×9.5;

2.挽回的间接社会效益=活动性患者治疗成功例数×治疗 1 例患者挽回的 DALY(9.5)×活动性患者劳动力人口比例(0.7)×人均 GDP。

五、经济学分析

(一)成本-效用比

在现有的人员和设施设备基础上,巴东县和石首市每挽回 1 个 DALY 损失所需要的投入金额分别为 192.28 元和 217.00 元。

(二)效益-成本比

在现有的人员和设施设备基础上,巴东县和石首市每投入 1 元结核病防治经费,可产生的社会经济效益分别为 110.46 元和 129.20 元。

(三)成本-效果分析

2020 年巴东县和石首市每成功治疗 1 例活动性肺结核患者所需要的社会成本分别为 1826.67 元和 2061.47 元(表 6-15)。

表6-15　2个地区结核病防治工作社会成果分析

地区	挽回的总DALY	总的社会效益/万元[1]	社会总成本/万元	成本-效用比[2]	效益-成本比[3]	每成功治疗1例患者所需要的社会成本[4]
巴东县	4275	9080.03	82.20	192.28	110.46	1826.67
石首市	3629	10174.25	78.75	217.00	129.20	2061.57

注:1.总的社会效益＝直接社会效益＋间接社会效益;

2.成本-效用比＝社会总成本/挽回的总DALY;

3.效益-成本比＝(直接社会效益＋间接社会效益)/社会总成本;

4.每成功治疗1例患者所需要的社会成本＝社会总成本/治疗成功患者数。

六、结论

为了实现"健康中国2030"和"2035终止结核病"目标,湖北省对结核病防治的政府承诺力度加强,中央转移支付结核病控制专项、省级、市(州)级和地方结核病防控经费逐年增加。政府承诺是保障结核病防控策略实施的首要保障因素,结核病防治工作是防止贫困人口"因贫致病"和"因病返贫"的重要工作内容之一,因此,建立长效的结核病保障和投入机制是持续降低结核病发病率、防止结核病给家庭带来灾难性的影响的重要保障。

本研究结果显示,巴东县和石首市肺结核患者家庭直接经济负担中直接医疗费用占比较高,分别为80.0%和97.4%。直接医疗费用中,巴东县和石首市的住院费用占比分别为85.4%和84.4%,其中开始正规抗结核治疗之前住院费用分别占97.4%和94.4%,因而各地要积极争取新农合、医疗保险制度的政策配合,积极探索单病种支付、门诊和住院报销打包等新的支付方式,控制患者住院比例,从而实现医保"兜得住"、医院稳收益、患者得实惠的效果;另外规范诊疗质量至关重要,要严加规范住院要求和时长,同时提高医疗服务质量,治疗过程中要规范辅助检查和辅助药品的使用,避免"过诊",减轻患者的经济负担。

患者的就医路径是影响患者家庭经济负担的重要因素之一,患者在得到正规治疗前反复多次就诊或辗转不同医疗机构就诊,会导致其医疗费用包括检查费、交通用等费用增加,无法及时得到正规的抗结核治疗而导致治疗延误,加大了传播的危险性。本研究结果显示,巴东县相对于石首市,结核病患者的直接非医疗费用更高,肺结核患者开始治疗之前就诊次数和不同医疗机构数更多,就诊路径更为复杂。巴东县为湖北省结核病疫情较重的地区之一,地形以山地为主,海拔1200 m以上的高山占面积的37.09%,少数民族聚居,经济不发达,交通不便。患者就诊和复诊取药的交通、住宿、餐饮等费用相对增加,加重了患者的经济负担,也会导致患者的治疗依从性降低。因而应采用激励、督促机制,促进基层医疗卫生机构和非结核病定点医疗机构的报告、转诊工作的落实;加强远程会诊能力建设,提高结核病的诊治能力,简化就医路径。而对于经济水平较低的山区,需要给予更多人文关怀和救助,如给予适当的交通、就餐等方面的补助,开展心理干预等措施,提高患者的治疗依从性。

2020年因结核病防治工作的实施,巴东县避免产生171例结核病患者,减少了180.7万元社会医疗费用(直接社会效益);石首市避免产生90例结核病患者,减少了113.0万元社会医疗费用(直接社会效益)。以目前全球各地推行最具代表性的疾病负担的测量指标——DALY计算各地的间接经济效益,2020年巴东县和石首市每投入1元结核病防治经费,可产生的社会经济效益分别为110.46元和129.20元,高于云南省峨山县(61.2元)

和新疆维吾尔自治区(96.6 元),低于河南省新密市(161.59 元)。结核病防治工作不仅减少了结核病的传播,也避免了社会巨大的潜在经济损失,减少"因病致贫"现象发生,是一项社会成本较低、成本效益较高的防控事业。

　　巴东县和石首市结核病患者的家庭直接经济负担较重,建议各地区提高医疗报销比例,规范诊疗质量,加强非定点医疗机构的结核病诊治能力,对贫困山区患者给予交通、餐饮等方面的补助,减轻患者的经济负担。随着政府承诺力度的加强和经济社会的发展,结核病发病率逐年降低,将可望切实减轻社会的经济负担,获得更高的成本效益。

　　附件 4　县(区)级基本情况调查表

　　附件 5　肺结核患者家庭经济负担调查问卷

附件 4　县(区)级基本情况调查表

1.人口与社会经济学

1.1　2019 年底县(区)常住人口　　　　万人(数据来源:当地统计局、统计年鉴)

1.2　2019 年户籍人口　　　　万人

1.3　2019 年人均 GDP　　　　万元(县(区)生产总值　　　　亿元)(两者选一)

2.经济类型:(1)农村　　　(2)城镇

3."经济类型"为"农村"的调查点,请填写:2019 年调查点所在县(区)农村居民人均纯收入:　　　　元(数据来源:当地统计局、统计年鉴)

4."经济类型"为"城镇"的调查点,请填写:2019 年调查点所在县(区)城镇居民可支配收入:　　　　元(数据来源:当地统计局、统计年鉴)

5.2019 年本地贫困线为个人(家庭人均)年收入　　　　元(数据来源:当地民政部门)

6.2019 年登记患者数:普通活动性肺结核患者数　　　　人,其中初治患者数　　　　人,复治患者数　　　　人,耐药结核病(RR/MDR)患者数　　　　人

7.县(区)级定点医疗机构性质:

(1)全额拨款事业单位　　　(2)差额拨款事业单位

(3)自收自支事业单位　　　(4)其他(请注明:　　　　　　)

8.县(区)级定点医疗机构类型:

(1)综合医院　　(2)结核病专科医院　　(3)传染病院　　(4)　疾控中心门诊　　(5)结核病防治所　　(6)中医院　　(7)慢病院　　(8)其他(请注明:　　　　　　)

9.医疗机构级别:

(1)三级甲等　　　　(2)三级乙等　　　　(3)三级丙等

(4)二级甲等　　　　(5)二级乙等　　　　(6)二级丙等

(7)其他(请注明:　　　　　　)

10.被确立为结核病定点医疗机构的时间　　　年　　　月

11.信息系统相关问题

11.1　门诊是否使用医院信息系统(HIS)? (1)是;(2)否;

如果"是",HIS 是否包含免费抗结核药物的处方信息?

(1)是;(2)否;

11.2　住院部是否使用医院信息系统(HIS)? (1)是;(2)否;

如果"是",HIS 是否包含免费抗结核药物的处方信息?

(1)是;(2)否;

11.3　实验室是否使用实验室信息系统(LIS)? (1)是;(2)否;

11.4　影像科是否使用医学影像管理信息系统(PACS)?　(1)是;(2)否;

12.门诊提供结核病筛查治疗费用情况(以本地患者为准)

筛查项目费用情况

筛查项目	普通结核	耐药结核
血常规	(1)免费，　次;(2)不免费;(3)无	(1)免费，　次;(2)不免费;(3)无
尿常规	(1)免费，　次;(2)不免费;(3)无	(1)免费，　次;(2)不免费;(3)无
肝功能	(1)免费，　次;(2)不免费;(3)无	(1)免费，　次;(2)不免费;(3)无
肾功能	(1)免费，　次;(2)不免费;(3)无	(1)免费，　次;(2)不免费;(3)无
血糖检测	(1)免费，　次;(2)不免费;(3)无	(1)免费，　次;(2)不免费;(3)无
痰涂片	(1)免费，　次;(2)不免费;(3)无	(1)免费，　次;(2)不免费;(3)无
痰培养	(1)免费，　次;(2)不免费;(3)无	(1)免费，　次;(2)不免费;(3)无
药敏检查	(1)免费，　次;(2)不免费;(3)无	(1)免费，　次;(2)不免费;(3)无
Gene Xpert 检测	(1)免费，　次;(2)不免费;(3)无	(1)免费，　次;(2)不免费;(3)无
线性探针(LPA)检测	(1)免费，　次;(2)不免费;(3)无	(1)免费，　次;(2)不免费;(3)无
LAMP 检测	(1)免费，　次;(2)不免费;(3)无	(1)免费，　次;(2)不免费;(3)无
基因芯片检测	(1)免费，　次;(2)不免费;(3)无	(1)免费，　次;(2)不免费;(3)无
熔解曲线检测	(1)免费，　次;(2)不免费;(3)无	(1)免费，　次;(2)不免费;(3)无
优思达检测	(1)免费，　次;(2)不免费;(3)无	(1)免费，　次;(2)不免费;(3)无
结核病抗体检测	(1)免费，　次;(2)不免费;(3)无	(1)免费，　次;(2)不免费;(3)无
PPD 检查	(1)免费，　次;(2)不免费;(3)无	(1)免费，　次;(2)不免费;(3)无
胸部 DR 检查	(1)免费，　次;(2)不免费;(3)无	(1)免费，　次;(2)不免费;(3)无
胸部平片检查	(1)免费，　次;(2)不免费;(3)无	(1)免费，　次;(2)不免费;(3)无
胸部 CT 检查	(1)免费，　次;(2)不免费;(3)无	(1)免费，　次;(2)不免费;(3)无
外周血淋巴细胞亚群 $CD4^+$ 检查	(1)免费，　次;(2)不免费;(3)无	(1)免费，　次;(2)不免费;(3)无
IgG 检查	(1)免费，　次;(2)不免费;(3)无	(1)免费，　次;(2)不免费;(3)无
其他	(1)免费，　次;(2)不免费;(3)无	(1)免费，　次;(2)不免费;(3)无

注:如未开展某项目,请勾选(3)无;

　　如免费,请填写本机构最常用的次数,不能填写××～××次。

治疗项目费用情况

治疗项目	普通结核	耐药结核
HRZE	(1)免费，　个月;(2)不免费;(3)无	(1)免费，　个月;(2)不免费;(3)无
HR(1)	(1)免费，　个月;(2)不免费;(3)无	(1)免费，　个月;(2)不免费;(3)无
HR(2)	(1)免费，　个月;(2)不免费;(3)无	(1)免费，　个月;(2)不免费;(3)无
H(散药)	(1)免费，　个月;(2)不免费;(3)无	(1)免费，　个月;(2)不免费;(3)无
R(散药)	(1)免费，　个月;(2)不免费;(3)无	(1)免费，　个月;(2)不免费;(3)无
Z(散药)	(1)免费，　个月;(2)不免费;(3)无	(1)免费，　个月;(2)不免费;(3)无

治疗项目	普通结核	耐药结核
E(散药)	(1)免费，　个月;(2)不免费;(3)无	(1)免费，　个月;(2)不免费;(3)无
其他抗结核药物	(1)免费，　个月;(2)不免费;(3)无	(1)免费，　个月;(2)不免费;(3)无
HRZ	(1)免费，　个月;(2)不免费;(3)无	(1)免费，　个月;(2)不免费;(3)无
其他	(1)免费，　个月;(2)不免费;(3)无	(1)免费，　个月;(2)不免费;(3)无

注:H代表异烟肼,R代表利福平,Z代表吡嗪酰胺,E代表乙胺丁醇;

　　HR(1)指每片含R300 mg+H150 mg规格的FDC药物,HR(2)指每片含R150 mg、H75 mg规格的药物;

　　如未开展某项目或无此类药物,请勾选(3)无。

附件5 肺结核患者家庭经济负担调查问卷

调查点名称:　　省　　市(州)　　县(区)

调查医疗机构名称:

调查日期:　年　月　日

调查员姓名:

第一部分 患者诊断及治疗信息

(请调查员从"病历"和/或"结核病患者登记本"上获得,无须询问患者)

1.患者姓名:

2.患者登记号:

3.性别:□(1)男　□(2)女

4.年龄:　岁

5.患者身份证号:□□□□□□□□□□□□□□□□□□

6.首次留取痰标本的日期(送检日期):

(1)　年　月　日　(2)未检测或不知道检测时间　□(跳转至问题8)

7.结核分枝杆菌首次检测方法及报告日期

(1)痰涂片:□(1)阳性　□(2)阴性,报告时间　年　月　日

(2)痰培养:□(1)阳性　□(2)阴性　□(3)污染　□(4)不知道,报告时间　年　月　日

(3)分子生物学检测:□(1)阳性　□(2)阴性　□(3)无法判断　□(4)不知道,报告时间　年

月　日

(4)药敏试验:□(1)单耐利福平　□(2)耐多药　□(3)广泛耐药　□(4)其他耐药结核

　　　　　　□(5)药物敏感结核(现有检测均敏感)　□(6)不知道

8.本次确诊时间:　年　月　日

9.本次确诊机构类型

□(1)综合医院

□(2)结核病防治所

□(3)疾控中心

□(4)结核病医院/专科医院

□(5)中医院

□(6)乡镇卫生院/社区卫生服务中心

□(7)村卫生室/社区卫生服务站

□(8)私人诊所

□(9)其他,请注明_____

10.确诊患者类型

□(1)普通初治肺结核 □(2)普通复治肺结核 □(3)利福平耐药肺结核

10.1 是否合并其他肺外结核

□(1)是,具体为: □(2)否

11.本次开始治疗时间: 年 月 日

12.本次治疗的初始治疗方案

□(1)初治方案:2HRZE/4HR

□(2)复治方案:2HREZS/6HRE

□(3)其他一线方案:(请注明)_____

□(4)二线标准化方案:6 Z Am(Km,Cm) Lfx(Mfx) PAS(Cs,E) Pto /18 Z Lfx(Mfx) PAS(Cs,E) Pto

□(5)二线标准化方案:6 Lfx(Mfx) Cfz Cs Am(Cm)±Z(E,Pto)/14~18 Lfx(Mfx) Cfz Cs±Z(E,Pto)

□(6)二线个体化方案:(请注明)_____

备注:一线抗结核药物:H 异烟肼、R 利福平、Z 吡嗪酰胺、E 乙胺丁醇、S 链霉素

二线抗结核药物:K 卡那霉素、A 阿米卡星、C 卷曲霉素、P 对氨基水杨酸钠、Pto 丙硫异烟胺、Cs 环丝氨酸、Ofx 氧氟沙星、Lfx 左氧氟沙星、Mfx 莫西沙星、Clr 克拉霉素、Cfz 氯法齐明、Amx/Clv 阿莫西林-克拉维酸

13.患者目前所处治疗阶段

□(1)强化期 □(2)继续期

14.本次治疗计划疗程时间 月

15.HIV 检测结果

□(1)阳性 □(2)阴性 □(3)不知道

16.病案记录家庭人均年收入 元

第二部分 知情同意

您好!我们是全国结核病患者费用支出调查的调查员。为了解我国目前结核病患者诊断及治疗等的花费情况,中国疾病预防控制中心组织了这次调查,特邀您参加。

我们会向您询问您在发病、诊断和治疗中的经济负担,其中可能会涉及家庭和个人经济收入等问题,我们会为您保密。您所提供的信息仅用于本研究。

您的参与将有助于国家制定更合理的结核病防治政策,惠及所有群众和患者,改善结核病患者的经济状况。

您是否参加本次研究完全出于您的自愿。如果您决定参加本研究,我们将非常感激,但您也可以在调查过程中随时退出。您的任何决定都不会对您产生不利影响,您将像往常一样在卫生机构获得您所需的关怀和治疗。

如果您同意参加本次调查,请在下面的签名处签名。若您尚未满18周岁且同意参加调查,请您的家长或其他监护人代替您签名。

A.您愿意参加本调查吗?

(1)是 (2)否(原因)

A.不想参加的原因:

(1)语言表达差 (2)受时间限制 (3)感觉不舒服 (4)其他

B.纳入或排除的决定

(1)纳入 (2)排除

C.如果排除,解释原因

(1)知情后没有同意 (2)治疗登记分类是"其他"_____

D.被访谈者的身份

(1)患者 (2)监护人与患者关系：_____ (3)其他_____

患者签字： 日期： 年 月 日

监护人签字： 日期： 年 月 日

调查员签字： 日期： 年 月 日

第三部分 本次结核病治疗之前的费用信息

（本部分信息请调查员询问患者）

1.在本次结核病发病时，您是否出现以下症状(可多选)

□(1)无(跳转至本部分第3题) □(2)咳嗽 □(3)咳痰 □(4)咯血 □(5)乏力 □(6)盗汗

□(7)胸痛 □(8)胸闷 □(9)发热 □(10)消瘦 □(11)其他

2.本次结核病发病时，您最早出现结核病症状的时间 年 月 日(跳转至本部分第5题)

3.如果没有症状，是通过何种方式发现可能患结核病的？

□(1)健康体检 □(2)密切接触者筛查 □(3)其他

4.如果没有症状，什么时间通过该方式发现患结核病的？ 年 月 日

5.因为出现结核病症状或怀疑患结核病后，首次就诊时间 年 月 日

6.在这次出现症状或怀疑患结核病后，到治疗之前去看过几次病？ 次

7.请在下表内逐次描述和填写出现症状后或怀疑患结核病后到治疗之前的就诊花费情况(最长回溯至开始本次治疗前2年)

患者出现症状或怀疑患结核病后到本次治疗之前的就诊和花费情况

就诊			第一次	第二次	第三次	第四次	第五次	合计[4]
门急诊或住院:1=门诊;2=住院;3=急诊								—
就诊日期(年/月/日)								—
就诊机构名称								—
机构类型[1]								—
机构级别[2]								—
机构性质[3]								—
往返就诊机构所用的时间/小时								—
在机构就诊的时间/小时 或在机构住院的时间/天								—
直接医疗费用/元	医疗费用(包括挂号/检查/药品/化验等)	总费用						
		其中自付费用						
直接非医疗费用/元	患者及其家属往返交通费							
	患者及其家属门诊或住院期间的餐费							
	患者及其家属门诊或住院期间的住宿费							
	患者及其家属的其他费用,如营养品、住院期间生活用品等							

就诊		第一次	第二次	第三次	第四次	第五次	合计[4]
间接费用/元	是否有陪护人员,如果"是",陪了几次(门诊填人次,住院填人天)(无,请填写0)						
	陪护人员是否误工:1是 2否						
	如果"是",陪护人员每天的收入						

填表说明:

1.机构类型:(1)综合医院 (2)结核病防治所 (3)疾控中心 (4)结核病医院/专科医院 (5)中医院 (6)乡镇卫生院/社区卫生服务中心 (7)村卫生室/社区卫生服务站 (8)私人诊所 (9)其他,请注明_____

2.机构级别:(1)一级 (2)二级甲等 (3)二级乙等 (4)二级丙等 (5)三级甲等 (6)三级乙等 (7)三级丙等

3.机构性质:(1)结核病定点医疗机构 (2)非结核病定点医疗机构

4.合计:如无法清晰回忆每次就诊情况,则请患者回顾总体情况,填写在本"合计"列;如已填写前述各次就诊情况,则合计列不填写;如果没有费用,则填写0。

第四部分　从本次治疗第一天到目前的费用

1.您目前在住院吗?

□(1)是　　□(2)否

2.在本次治疗期间,除了本次住院,您是否因为结核病已经住过院? 如果"是",住过几次了?

□(1)如果"是",住过_____次 □(2)否(跳转至本部分第4题)

3.请在下表中描述和填写您从本次治疗第一天开始至今每次住院时需要的时间和费用

患者从本次治疗第一天开始至今每次住院的花费

就诊		第一次	第二次	第三次	第四次	第五次	合计[4]
就诊日期(年/月/日)							—
就诊机构名称							
机构类型[1]							—
机构级别[2]							—
机构性质[3]							—
往返就诊机构所用的时间/小时							—
住院天数/天							—
直接医疗费用/元	住院费用(包括床位/检查/药品/化验等) 总费用						
	其中自付费用						
直接非医疗费用/元	患者及其家属往返交通费						
	患者及其家属住院期间的餐费						
	家属住院期间的住宿费						
	患者及其家属的其他费用,如毛巾、肥皂、其他服务及管理费等						

续表

就诊		第一次	第二次	第三次	第四次	第五次	合计[4]
间接费用/元	是否有陪护人员,如果"是"陪了几次(人天)(无,请填写0)						—
	陪护人员是否误工:1是 2否						
	如果"是",陪护人员每天的收入						

填表说明:

1.机构类型:(1)综合医院 (2)结核病防治所 (3)疾控中心 (4)结核病医院/专科医院 (5)中医院 (6)乡镇卫生院/社区卫生服务中心 (7)村卫生室/社区卫生服务站 (8)私人诊所 (9)其他,请注明_____

2.机构级别:(1)一级 (2)二级甲等 (3)二级乙等 (4)二级丙等 (5)三级甲等 (6)三级乙等 (7)三级丙等

3.机构性质:(1)结核病定点医疗机构 (2)非结核病定点医疗机构

4.合计:如无法清晰回忆每次就诊情况,则请患者回顾总体情况,填写在本"合计"列;如已填写前述各次就诊情况,则合计列不填写;如果没有费用,则填写0。

4.请在下表中描述和填写您从本次治疗至今每次门诊需要的时间和费用

患者从本次治疗第一天开始至今每次门诊的花费

就诊		第一次	第二次	第三次	第四次	第五次	合计[4]
就诊日期(年/月/日)							—
就诊机构名称							—
机构类型[1]							—
机构级别[2]							—
机构性质[3]							—
往返就诊机构所用的时间/小时							—
在机构就诊的时间/小时							—
直接医疗费用/元	医疗费用合计 总费用						
	医疗费用合计 其中自付费用						
直接非医疗费用/元	患者及其家属往返交通费						
	患者及其家属餐费						
	患者及其家属住宿费						
	患者及其家属的其他费用,如营养品等						
间接费用/元	是否有陪护人员,如果"是",陪了几次(人次)(无,请填写0)						—
	陪护人员是否误工:1是 2否						
	如果"是",陪护人员每天的收入						

填表说明:

1.机构类型:(1)综合医院 (2)结核病防治所 (3)疾控中心 (4)结核病医院/专科医院 (5)中医院 (6)乡镇卫生院/社区卫生服务中心 (7)村卫生室/社区卫生服务站 (8)私人诊所 (9)其他,请注明_____

2.机构级别:(1)一级 (2)二级甲等 (3)二级乙等 (4)二级丙等 (5)三级甲等 (6)三级乙等 (7)三级丙等

3.机构性质:(1)结核病定点医疗机构 (2)非结核病定点医疗机构

4.合计:如无法清晰回忆每次就诊情况,则请患者回顾总体情况,填写在本"合计"列;如已填写前述各次就诊情况,则合计列不填写;如果没有费用,则填写 0。

5.服药管理方式主要是以下哪种?

□(1)自服药

□(2)村卫生室/社区卫生服务站的医护人员

□(3)志愿者

□(4)家庭成员

□(5)智能工具——手机微信

□(6)智能工具——手机 App

□(7)智能工具——VOT

□(8)智能工具——电子药盒

□(9)其他,请注明_____

6.在您日常饮食之外,由于结核病,您增加了营养品吗,如维生素、鸡蛋、牛奶或者医护人员推荐的其他营养品?

□(1)是　　□(2)否(跳转至第五部分)

7.如果"是",在过去一周内您大约花了多少钱用于营养品?

□(1)_____元

□(2)不确定(请列出营养品和增加的量_____)

第五部分　因患结核病对于家庭和自身的影响

(一)社会经济学特征

1.您的户口所在地:

□(1)本县(区)　□(2)本省非本县(区)　□(3)外省

2.到目前为止,您在本地累计居住的时间:

□(1)<3 个月　□(2)3~6 个月　□(3)7~12 个月　□(4)1 年以上

3.您的文化程度:

□(1)文盲或半文盲

□(2)小学

□(3)初中

□(4)高中及同等学力

□(5)大专及以上

4.您的婚姻状况?

□(1)未婚　□(2)已婚　□(3)离异　□(4)丧偶

5.您目前参加了哪种医疗保障?(可多选)

□(1)未参加任何医疗保险

□(2)公费医疗

□(3)城镇职工基本医疗保险

□(4)城镇居民医疗保险

□(5)新农合

□(6)城乡居民医保或"三保合一"等其他形式

□(7)商业医疗保险

□(8)其他社会医疗保险,请注明:_____

6.在您得结核病之前,您的主要职业?

□(1)在校学生　□(2)教师　□(3)保育员及保姆　□(4)餐饮食品业

□(5)商业服务 □(6)医务人员 □(7)工人 □(8)民工 □(9)农民

□(10)牧民 □(11)渔(船)民 □(12)干部职员 □(13)离退休人员

□(14)家务及待业 □(15)不详 □(16)其他,请注明:_____

7.您得结核病后职业是否发生变化?

□(1)是

□(2)否(跳转至本部分第9题)

8.如果"是",您的职业变化为?

□(1)在校学生 □(2)教师 □(3)保育员及保姆 □(4)餐饮食品业

□(5)商业服务 □(6)医务人员 □(7)工人 □(8)民工 □(9)农民

□(10)牧民 □(11)渔(船)民 □(12)干部职员 □(13)离退休人员

□(14)家务及待业 □(15)不详 □(16)其他,请注明:_____

9.您是否患有其他慢性病?(可多选)

□(1)否

□(2)糖尿病

□(3)慢性肝病

□(4)慢性肾病

□(5)贫血

□(6)高血压

□(7)其他,请注明:_____

10.在得结核病之前平均每月的医疗费用　　　元,其中自付　　　元

(二)得结核病前的收入

11.在得结核病之前,您是您家庭中收入最高的人吗?

□(1)是 □(2)否

12.在本次得结核病之前,您每天工作　　　小时;每周工作　　　天

13.在本次得结核病之前,您税后平均收入是多少?

_____元/年 或者 _____元/月(如果有固定月收入)

14.在本次得结核病之前,您家庭税后平均年收入是多少?　_____元

(三)得结核病后的收入改变

15.您现在(指得病后)税后平均收入是多少?

_____元/年 或者 _____元/月(如果有固定月收入)

16.您现在家庭税后平均年收入是多少?　_____元

17.您现在每天工作　　　小时;每周工作　　　天

18.在您整个患病期间,您大概损失了多少个工作日?

在出现症状后到被确诊结核病之前,因罹患结核病而损失的工作日有　　　天;

在被确诊结核病之后损失的工作日有　　　天

19.您或者您的家庭在您被诊断为结核病之后是否收到各种补助?

□(1)是 □(2)否(跳转至本部分第21题)

20.如果"有",收到补助、捐助的种类和数量(税后)?

带薪病假,每月_____天;

伤残补助金,总计　　　元;

对贫困家庭现金补贴,总计　　　元;

其他现金补贴,请注明_____;总计　　　元;

21.您被诊断为肺结核时,您家有几口人一起生活?(包括患者本人)

成人 ___ 人；儿童 ___ 人

22.除了您自己,目前您家里还有其他人接受结核病治疗吗?

□(1)是, ___ 人; □(2)否

23.无论以何种形式,结核病是否影响到你的社会或者私人生活?（可多选）

□(1)没有影响 □(2)影响温饱 □(3)与配偶或伴侣离异或者分居 □(4)失业 □(5)中断学业

□(6)社会歧视 □(7)其他,请注明:_____

(四)患结核病后的应对

24.您和您的家庭借钱去支付结核病治疗费用了吗?

□(1)是 □(2)否(跳转至本部分第29题)

25.如果"是",您一共借了_____元

26.如果"是",借钱发生在哪个阶段(可多选)?

□(1)在出现症状后到结核病治疗之前 □(2)治疗强化期 □(3)治疗继续期

27.如果"是",您从谁那里借的钱?(可多选)?

□(1)家人/亲戚 □(2)邻居/朋友 □(3)银行 □(4)合伙人

□(5)雇主或单位 □(6)高利贷 □(7)其他,请注明_____

28.他们指望您还款吗?

□(1)是 □(2)否

29.治疗结核病对您的家庭经济有影响吗?

□(1)没有影响

□(2)微小影响

□(3)中等影响

□(4)严重影响

□(5)非常严重影响

填表说明:

1.第一部分问题6、7:首次留痰和痰结果报告日期,以病案记录为准,如病案中首次查痰在外院,有相应痰检记录,则填写外院结果,如无则以本院查痰时间为准。

2.第一部分问题14:如果处于继续期,强化期按照实际发生的时间长短计算,而不是根据初始治疗方案推断。

3.第二部分问题D:18岁以下儿童,或因智力、精神等问题无法正确表达个人意愿者,需由监护人签署知情同意书。

4.第三部分问题2:如果患者伴有咳嗽、咳痰、咯血、体重减轻、盗汗等结核病症状中的2个及以上症状时,此处填写最早出现的症状的时间。调查员可以通过当地传统的节日等重要时间节点帮助患者回忆相对准确的时间。实在回忆不清月份可填写7月,回忆不清日期可填写15日。

5.第三部分问题5:注意首次就诊时间的逻辑性,首次就诊时间一定晚于症状出现时间,但早于病案信息中的确诊时间。

6.第三部分表中填写本次出现症状后到本次治疗之前的每一次的就诊情况,也就是本次发病后寻求诊断治疗的情况,包括住院、门诊和急诊,每次就诊填写一行,如果列数不够可以增加。无法回忆每一次就诊情况则填写"合计"列。

6.1 在机构就诊的时间:在门诊就诊或住院的小时数。

6.2 医疗费用合计包括挂号费、住院费用、药品费用(抗结核药品费用、其他药品费用等)、检查费用(影像检查费用、实验室检测和其他检查费用)、各种治疗相关耗材费用等。

7.第四部分问题2:此处仅填写本次结核病开始治疗之后的住院,如果是本次治疗之前的住院,信息应该填写在第三部分。

8.第四部分问题3:表中填写本次治疗第一天开始至今每次住院的花费,也就是如果本部分问题1选择"是",本部分问题2选择"是",并且住过2次,那么表格中应该填写3次住院的信息,每次住院情况填写一列。

9.第四部分问题4:表中患者本次治疗第一天开始至今每次门诊的花费,包括每次门诊取药、随访检查的费用,每次就诊情况填写一列。

10.第五部分问题10:指得结核病前因长期慢性病,或日常医疗支出的费用,包括总费用(报销前)和自付费用。如

患者回忆不清,可询问得结核病前一年总计费用,然后除以 12 获得月平均值。

11.第五部分问题 12:对工作时间相对固定者,应询问常规每日工作时间、每周工作天数。农民或自由职业者等工作时间不固定者,应以得结核病前一年的平均状况为准。

12.第五部分问题 13:税后收入指扣除个人所得税、社会保险、公积金等项目后实际到手的现金收入。农民或自由职业者同样指扣除应缴纳税费之后获得的可支配现金收入,不包括实物收入。对于每月收入固定的患者,填写患者平均的月收入。

13.第五部分问题 14:家庭收入是指共同使用工资的收入,不包括独立经济的成员收入。

14.第五部分问题 18:工作日损失可根据前述问题的每周工作时间计算,如患病前平均每周工作 5 天,患病后停止工作,出现症状至确诊共计 4 周,则视同损失工作日 20 天。

第三节
病原学阴性肺结核诊断质量及利福平敏感
病原学阳性肺结核标准抗结核治疗方案专题调查

[实施方案]

一、调查目的

评估病原学阴性肺结核诊断质量、利福平敏感病原学阳性肺结核标准抗结核治疗方法使用情况,规范肺结核诊断及治疗质量。

二、调查内容

(一)病原学阴性肺结核诊断质量调查

按照《肺结核诊断》(WS 288—2017)标准,设计病原学阴性肺结核诊断依据调查表,现场收集患者的主要信息,包括结核症状、相关检查资料、病原学检查、结核病免疫学检查、组织病理学检查、胸水检查等(附件 6)。

(二)结核病实验室检查质量调查

现场在定点医院检验科收集主要信息,包括标本质量、痰涂片及染色质量、涂片质量(附件 7)。

(三)利福平敏感病原学阳性肺结核标准抗结核治疗方案使用调查

按照标准抗结核治疗方案原则设计表格,现场收集已完成疗程的利福平敏感病原学阳性肺结核患者病案信息,包括患者的体重(kg)、肺结核诊断是否合并胸膜炎或其他肺外结核以及其他并发症等疾病、全疗程使用的抗结核治疗方案的组合、每日用药剂量和服药的方式(顿服或分服药)等,收集相关数据(附件 8)。

三、调查机构与对象

(一)调查机构

调查三家结核病定点医疗机构,包括十堰市西苑医院、石首市人民医院和巴东县人民医院。

(二)调查对象

1. 2019年登记病原学阴性肺结核患者 每个点2019年登记的病原学阴性肺结核患者100例,包括结核性胸膜炎、气管支气管结核。采用整群纳入方式,从2019年第一个登记患者开始纳入,直至完成调查样本量。

2. 2019年登记利福平敏感病原学阳性肺结核 每个点2019年登记并接受抗结核治疗的利福平敏感病原学阳性肺结核患者(指非利福平耐药或利福平耐药情况未知的病原学阳性肺结核患者)100例,包括结核性胸膜炎、气管支气管结核病患者、肺结核合并肺外结核病患者,不包括单纯肺外结核患者。采用整群纳入方式,从2019年第一个登记患者开始纳入,直至完成调查样本量。

四、调查方法

(一)组建调查专班

经省级"十三五结核病防治规划终期评估"领导小组和技术指导组培训之后,成立了诊疗质量调查专班。诊疗质量调查专班由临床专家、检验人员和资料信息人员组成。其中临床专家由省疾控中心从市级结核病定点医疗机构抽调经验丰富的副主任医师及以上医师,实验室检查人员为省结核病参比实验室专业人员,资料信息人员包括省级、市(州)级和县(区)级统计监测人员。

(二)调查方法

本调查采用查阅患者病案及结核病实验室资料相结合的方式。

1. 肺结核患者病案查阅 省级制定统一调查表,由接受过培训的调查员查阅患者病案及在定点医疗机构的相关诊疗信息,完成调查表相关信息收集。每个调查点查阅200份病案。其中病原学阴性肺结核患者100份,调查诊断质量;利福平敏感病原学阳性肺结核患者100份,调查标准抗结核治疗方案使用情况。

采用整群纳入方式,从2019年第一个登记患者开始纳入,直至完成调查样本量。如果接受调查单位2019年全年发现的肺结核患者数小于200例,调查2019年全年登记肺结核患者。

病原学检查标本包括痰、组织液、活检病理组织等标本。涂片显微镜检查、结核分枝杆菌分离培养、结核分枝杆菌核酸检查中任一种或多种检查阳性,传统或分子耐药检测利福平敏感。

2. 结核病实验室资料查阅 查阅实验室留存痰结核分枝杆菌涂片镜检玻片,每个调查点50份。留存痰涂片玻片小于50份的单位,查阅所有玻片。

五、资料的收集、复核和上报

(一)收集与录入

抽中的医疗机构人员按照调查表相关要求负责收集和录入患者的诊疗信息及实验室调查信息。

(二)复核

省、市(州)级人员负责核查县(区)级调查信息,抽查10%～15%的调查表进行核对。

（三）保存与上报

推荐各级采用 Excel 电子表格进行相关数据收集。原始数据保存在当地，将录入完整的数据库提交省级专题调查组。

六、质量控制

本调查由省级组织的专家组现场进行，对调查对象诊疗结果意见不一致时，省、市（州）两级临床专家组（3 人），现场进行讨论，形成统一意见，不能统一的少数服从多数。现场调查工作结束时，省级随机抽取 15％的现场调查数据进行复核验收。

附件 6　病原学阴性肺结核诊断质量调查表

附件 7　结核病实验室检查质量调查表

附件 8　利福平敏感病原学阳性肺结核标准抗结核治疗方案使用调查表

附件6 病原学阴性肺结核诊断质量调查表

姓名	年龄	病案编号/患者登记号	肺结核诊断			合并肺外结核		发现方式		结核症状			结核病病原学检查																			肺外结核病理学检查			结核菌素试验			γ-干扰素释放试验			抗结核抗体			胸水实验室检查			支气管镜检查			诊断性抗感染治疗			病案讨论	
			肺组织结核	单纯胸膜炎	单纯气管支气管结核	无	有	体检或医院发现	其他科室因症就诊	无症状	咳嗽、咳痰	发热、咯血、胸痛等	涂片检查			结核菌培养			分子生物学检查													未做	阴性	阳性	未做	阴性	阳性	未做	阴性	阳性	未做	阴性	阳性	未做	阴性	阳性	未做	阴性	阳性	未做	不规范抗感染	规范抗感染	未讨论	有讨论
													未做	阴性	阳性	未做	阴性	阳性	未做	阴性	阳性																																	
张××		2019 001	1				1		1		1			1		1				1			1			1			1			1			1			1			1		1			1			1		1	

填表说明:

(1)在相应栏目内填"1"。栏目1为示例:患者"张××",编号:2019001;肺结核诊断:病变部位在"肺组织",发现方式,因症就诊"有咳嗽、发热"症状;结核病原学检查,涂片"阴性";结核菌培养"未做";分子生物学检验"阴性";γ-干扰素释放试验"阴性";结核菌素试验"阴性";抗结核抗体"阴性";(3)肺组织结核病理学检查"未做"(该信息供后期复读数据使用)。(2)病案编号/患者登记号:填一项。(4)结核症状:"咳嗽、咳痰、发热、咯血、胸痛等"特指核病变发生在肺组织内的结核(解剖部位),包括单纯肺组织结核、肺组织结核合并结核性胸膜炎、肺组织结核合并肺外结核支气管结核。(5)肺外结核病理学检查:"阳性"指以下两项检查有"肺外结核组织病理改变"。(6)结核菌素试验,"阴性"包括一般阴性、中等度阴性、强阳性。(7)胸水实验室检查:①胸水常规检查为"渗出液",②胸水相关腺苷脱氨酶升高";(8)支气管镜检查镜下见肺和支气管类结核样改变。(9)诊断性抗感染治疗,规范指①按社区获得性肺炎常见致病菌,选用适当抗菌药物治疗7～14天,②未使用有抗结核作用的抗菌药物,如氟喹诺酮类、氨基糖苷类药物等。(10)病案讨论:"有病案讨论"指在患者病案中或科室病案讨论记录中有该患者讨论记录。

附件 7 结核病实验室检查质量调查表

患者姓名	标本性状			涂片厚薄及大小			涂片染色			阴性结果复核		阳性结果复核		备注
编号	唾液	合格痰	不规范	规范	杂质多	着色浅	合格	阴性	阴性	阴性	阴性	阴性	阴性	备注
001	1				1		1		1		1		—	—

填表说明:

(1)在相应栏目内填"1"。栏目 1,为示例;编号,001;标本性状,唾液;涂片厚薄及大小,规范;涂片染色,着色浅;阴性结果复核,"阴性"。(2)实验室留存标本,如不能关联患者姓名,可仅填写"编号"。(3)标本性状,合格痰指黏液痰、脓痰、血痰(唾液为不合格标本)。(4)涂片厚薄及大小,涂片染色合格,涂片约 2 分硬币大小,涂色合格的玻片,如不能关联该患者姓名,由于被亚甲蓝染色而呈亮蓝色。将染色后的玻片分辨置在报纸上,若透过玻膜不能分辨报纸上的文字,则表明该涂片涂抹过厚。(5)阴性结果复核,如阴性片复核为阴性,在"阴性"栏内标注;复核仍是"阴性",在"阴性"栏内标注。(6)阳性结果复核,如阳性片复核仍然为阴性,在"阴性"栏内标注;在"阴性"栏内标注是"阴性",在"阴性"栏内标注;复核是"阴性"栏内标注。

附件 8 利福平敏感病原学阳性肺结核标准抗结核治疗方案使用调查表

强化期患者使用 ○散药 ○FDC　　　　继续期患者使用 ○散药 ○FDC

FDC 规格 ○四联 H75 mg＋R150 mg＋Z400 mg＋E275 mg　○H37.5 mg＋R75 mg＋Z200 mg＋E137.5 mg

○三联 H150 mg＋R300 mg　○H100 mg＋R150 mg　○H75 mg＋R150 mg

○三联 H80 mg＋R120 mg＋Z250 mg　○H50 mg＋R75 mg＋Z250 mg　○H40 mg＋R60 mg＋Z125 mg

姓名	患者编号	年龄/岁	体重/kg	诊断	治疗时间	强化期抗结核药品及剂量													继续期抗结核药品及剂量													注射用抗结核药品及剂量									备注
				肺结核	合并结核性胸膜炎	治疗时间	H	R	Z	E	其他1	其他2	其他3					治疗时间	H	R	E	其他1	其他2	其他3						注射用抗结核药品名1		注射用抗结核药品名2		注射用抗结核药品名3		合并症并发症
李××	2019003	55	#	#	2#	#	#	#	#	—					—	10	#	#	#	—					R			—					—

填表说明:

(1) 在相应栏内填"1"。栏目 1 为示例:患者姓名:患者李××;患者编号:2019003;年龄:55 岁;体重:56 kg;强化期用药,10 个月,分别为 H,R,Z,E;继续期用药,2 个月,分别为 H,R,Z。

(2) 如患者使用药物的药品为固定剂量复合制剂,计算各种药品含量填入相应栏目。(3) 合并症/并发症指影响抗结核药品使用期间曾用注射用利福平,其他为口服用药,其他可为验单、病历中有病程记录或异常检查结果化验单。填写具体病名,如肝损害、肾功能不全、皮肤过敏反应、肾功能不全、砂肺等。(5) 注射用抗结核药品,填写疗程中使用过的抗结核药品名称。品使用的相关疾病名称,病案中有病程记录或异常检查结果化验单,填写具体病名,如肝损害、肾功能不全、皮肤过敏反应、砂肺等。(4) 治疗时间,填写强化期或继续期用药时间。

[调查结果与结论]

一、病原学阴性肺结核规范诊断质量

每个调查点均完成了 100 例病原学阴性肺结核患者的调查任务,三个调查点共调查了 300 例病原学阴性肺结核患者。抽查的病原学阴性肺结核患者中实际为病原学阳性的患者 45 例,占 15.00%(45/300),其中十堰市西苑医院 3.00%(3/100)、石首市人民医院 21.00%(21/100)、巴东县人民医院 21.00%(21/100)。

300 例病原学阴性肺结核患者中符合诊断的 295 例,诊断符合率 98.33%(295/300),其中单纯结核性胸膜炎 29 例,符合诊断的 28 例,诊断符合率 96.55%(28/29);肺组织结核 271 例,符合诊断的 267 例,诊断符合率 98.52%(267/271)。三个调查点诊断符合率最高为 99.00%(99/100),最低为 97.00%(97/100)。

诊断性抗感染治疗 176 例,占 58.67%(176/300);还有 124 例患者未进行诊断性抗感染治疗,占 41.33%(124/300)。进行诊断性抗感染治疗的患者中,有 94 例为不规范抗感染治疗,占 53.41%(94/176)。

二、结核病实验室检查质量调查

每个调查医院的实验室都抽查了 50 张痰涂片,共 150 张,其中唾液 75 份,2 份痰玻片为空,合格痰 73 份,痰标本合格率 48.67%(73/150)。痰标本合格率最高的为 80.00%(40/50),最低的仅为 24.00%(12/50)。

痰涂片厚薄及大小合格 103 张,合格率 68.67%(103/150)。合格率最高的有 100%(50/50),最低的仅为 24.00%(12/50)。

痰涂片染色合格 103 张,合格率 68.67%(103/150)。染色合格率最高的为 98.00%(49/50),最低的仅为 22.00%(11/50)。

复核阴性痰涂片 130 张,结果符合 125 张,阴性符合率 96.15%(125/130),符合率最高的为 100%(47/47),最低的为 93.33%(42/45)。

复核阳性痰涂片 16 张,符合 16 张,阳性符合率 100%(16/16)。

三、利福平敏感病原学阳性肺结核患者标准抗结核治疗方案使用情况

每个调查点均完成了 100 例利福平敏感病原学阳性肺结核患者的调查任务,三个调查点共调查了 300 例。300 例患者中有 138 例患者治疗方案药品组合正确,占调查总数的 46.00%(138/300);63 例患者疗程延长,占调查总数的 21.00%(63/300);93 例患者疗程不足,占调查总数的 31.00%(93/300);233 例患者治疗剂量合理,占调查总数的 77.67%(233/300);284 例均采用以口服抗结核药的方案,占调查总数的 94.67%(284/300)。

四、结论

(一)病原学阴性肺结核患者规范诊断需要进一步加强

调查中发现病原学阴性肺结核患者诊断项不全,未启动诊断性抗感染治疗或抗感染治疗不规范,暴露了目前结核病定点医疗机构在肺结核患者的诊断特别是病原学阴性患者的

诊断上不规范、缺乏专业知识培训。定点医疗机构要加强规范化诊断培训,成立病原学阴性肺结核患者诊断小组,规范地对患者进行诊断后,再开始抗结核治疗。

(二)结核病诊断对实验室痰检查结果应用不够

现场调查发现,痰标本合格率最低的为24.00%,临床及实验室对标本质量不重视,对痰标本质量把关不严,实验室没有不合格标本的拒收机制,结核病诊断轻实验室检查、重影像学检查的现象依然存在,实验室检查难以为临床诊断提供依据。

另一方面,医院缺乏阳性结果追踪、核对机制,部分首次就诊的病原学阴性患者在后续检查中发现的病原学阳性结果、耐药结果没有及时推送或临床医生没有查询后续检查结果,没能用于支持临床诊断治疗,肺结核患者登记报告中也没有真实呈现。

(三)利福平敏感病原学阳性患者治疗的规范性需要加强

现场调查结果显示,每个调查点均存在治疗方案不合理、延长治疗疗程、治疗剂量不足等现象。严格按照《指南》要求,规范治疗已经发现的肺结核患者,是提高患者的成功治疗率、降低结核病疫情、降低耐药发生的有效保障。

(四)疾控机构要加强对定点医疗机构诊疗质量质控

疾控机构(结防专业机构)要履行职责,对定点医疗机构加强技术指导,加大诊疗质量的督导、质控和考核力度,提高对患者的诊断、治疗、管理水平。

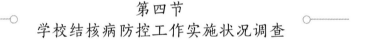

第四节
学校结核病防控工作实施状况调查

[实施方案]

一、调查目的

评估我省学校结核病日常防控措施的实施状况以及《规划》中新生入学体检结核病筛查情况,发现工作中存在的困难和问题,为"十四五"期间进一步强化学校结核病防控工作提出有针对性的建议。

二、调查地区和学校

(一)调查地区

将2019年湖北省各市(州)的全人群肺结核报告发病率按照三分位数分为高、中、低3组;在各组中随机确定1个市(州)(该市(州)至少有2所大学);随机确定肺结核报告发病率与本市(州)相当的1个县/旗和1个县级市/区。确定调查地区为十堰市的竹山县和丹江口市,黄石市的阳新县和大冶市,襄阳市的南漳县和襄州区。

(二)学校的抽样方法

采取典型抽样方法确定需要调查的学校,各类学校的选取方法如下。

1. 大学的选取 通过省教育厅在确定的调查市(州)中各选取2019年底在校学生数最

多的 2 所大学/校区,将学生名称、地址、2019 年底在校学生数填入表格。

2. 初中和高中的选取 通过县(区)级教育局,在确定的县和县级市/区中各选择 2019 年底在校学生数最多的以下学校:寄宿制初中 2 所(其中 1 所为公办学校、1 所为民办学校),非寄宿制初中 2 所(其中 1 所为公办学校、1 所为民办学校),高中 2 所(其中 1 所为公办学校、1 所为民办学校);将学校的名称、地址、2019 年底在校学生数填入表格。

3. 特殊情况处理

(1)如全县(区)无法满足公立/民办学校各 1 所的要求,可均选择公立或民办学校,但需保证各类学校的数量均达到 2 所。

(2)如全县(区)的寄宿制、非寄宿制初中数量无法达到各 2 所的要求,确定人数最多的 4 所初中即可。

共计抽取 42 所学校进行现场调查。学校基本情况见表 6-16。

表 6-16 全省抽取的 42 所学校基本情况

学校名称	学校类型	学校性质	是否寄宿	2019 年底在校学生数
汉江师范学院	大学	公立	寄宿制	14043
湖北医药学院	大学	公立	寄宿制	15788
湖北师范大学	大学	公立	寄宿制	19209
湖北理工学院	大学	公立	寄宿制	19951
湖北文理学院	大学	公立	寄宿制	17592
襄阳职业技术学院	大学	公立	寄宿制	20060
竹山县第一中学	仅有高中	公立	寄宿制	3060
竹山县第二中学	仅有高中	公立	寄宿制	2509
竹山县茂华中学	仅有初中	公立	非寄宿制	2034
竹山县宝丰镇中学	仅有初中	公立	寄宿制	2063
竹山县潘口中学	仅有初中	公立	寄宿制	1067
竹山县溢水中学	仅有初中	公立	寄宿制	782
丹江口市第一中学	仅有高中	公立	寄宿制	2798
丹江口市第二中学	仅有高中	公立	寄宿制	1800
丹江口市红旗中学	仅有初中	公立	非寄宿制	1196
丹江口市大坝中学	小学和初中兼有	公立	非寄宿制	2140
丹江口市思源实验学校	小学和初中兼有	公立	寄宿制	2570
丹江口市六里坪镇中学	仅有初中	公立	寄宿制	1121
阳新县第一中学	仅有高中	公立	寄宿制	3826
阳新县英才学校	小学初中和高中兼有	民办	寄宿制	2991
阳新县经济开发区白杨初级中学	仅有初中	公立	寄宿制	2468
阳新县第三中学	仅有初中	公立	非寄宿制	3020
阳新县蓝天双语学校	小学和初中兼有	民办	寄宿制	1523

续表

学校名称	学校类型	学校性质	是否寄宿	2019 年底 在校学生数
阳新县外国语学校	小学和初中兼有	民办	寄宿制	1060
大冶市第一中学	仅有高中	公立	非寄宿制	3843
大冶市英才学校	仅有高中	民办	寄宿制	1030
大冶市实验中学	仅有初中	公立	非寄宿制	5867
还地桥镇初级中学	仅有初中	公立	寄宿制	1586
东岳中学	仅有初中	公立	非寄宿制	2498
华中学校	仅有初中	民办	寄宿制	796
南漳县第一中学	仅有高中	公立	寄宿制	3452
南漳县第二中学	仅有高中	公立	寄宿制	1612
南漳县城关胡营初级中学	仅有初中	公立	寄宿制	670
南漳县实验中学	仅有初中	公立	非寄宿制	2064
南漳县九集镇初级中学	仅有初中	公立	寄宿制	986
南漳县九集镇涌泉初级中学	仅有初中	公立	寄宿制	459
襄州区第一高级中学	初中和高中兼有	公立	寄宿制	4193
襄阳市田家炳中学	仅有高中	公立	寄宿制	3085
襄州区第四中学	小学和初中兼有	公立	寄宿制	2559
襄州区第七中学	小学和初中兼有	公立	寄宿制	4985
襄州区张湾中心学校	仅有初中	公立	寄宿制	2294
襄州区双沟镇中心学校	仅有初中	公立	寄宿制	2785

三、调查内容和方法

(一)调查机构的相关信息

"学校结核病防治工作调查表"主要包括学校类别及性质等基本信息、学校结核病防治工作制度落实情况、新生入学体检结核病筛查情况、因病缺课登记与病因追踪制度、晨检制度落实情况、学校结核病发生及休复学管理情况。

(二)调查方法及资料来源

采用自查的方法,参与调查的学校要指定校医或卫生老师,按照学校结核病防治工作的相关文件、学校传染病/结核病防治工作记录、学生结核病体检筛查记录等原始资料,自行或在疾控机构指导下填写"学校结核病防治工作调查表"。

填写完整的调查表,由学校负责人签字、盖章后提交学校地址所在地的县(区)教育局,县(区)教育局收集本县(区)所有需调查学校的调查表后,转给县(区)卫生健康行政部门。

四、主要分析指标

新生入学体检结核病筛查率(%):在所有入学新生中,完成了结核病筛查的新生所占的比例。不同类型的学校需分别进行统计,按地区分为全县(区)筛查率、全市(州)筛查率、全省筛查率。评价新生入学体检结核病筛查比例是否明显提高,以 2015 年的筛查率作为基线进行分析。

五、资料的收集、上报和保存

(一)收集与录入

卫生健康行政部门收到教育局转来的调查表后,交给疾控机构(结核病防治机构),由其指定专人审核调查资料的完整性和逻辑性,必要时与结核病患者信息管理系统中的数据进行核实;并在"学校结核病防治工作调查表"数据库中进行双人双录入,在"调查点和调查机构基本情况录入 Excel 表"中录入本县(区)的初高中基本信息。

(二)上报与复核

调查地区的疾控机构(结核病防治机构)将经逻辑查错并完成修改的数据库提交省疾控中心进行数据核查,核查过程中如有必要再联系调查地区进行数据的核实和修订。

(三)保存

调查地区的疾控机构(结核病防治机构)需由专人保存本县(区)所有学校的原始纸质调查表和数据库,并将数据库备份保存。

六、核查验收

(一)核查验收方法

自查工作结束后,卫生健康行政部门会同教育行政部门联合组织开展核查。需针对"学校结核病防治工作调查表"的全部内容,对照学校相关工作的原始资料进行数据准确性的核查。每所学校的调查表数据填写错误的项目低于 5%。

(二)核查验收对象

1.县(区)级核查 学校地址在本县(区)辖区内的所有学校。

2.市(州)级核查 抽取 1 个县(区),随机抽取该县(区)一半的学校进行抽查,需覆盖不同类型的高中和初中。

3.省级抽查验收 随机抽取 1 个县和 1 个县级市/区,对其中一半的学校进行抽查,抽查需覆盖不同类型的高中和初中。抽取的县(区)不应与市(州)级已核查的县(区)相同;随机抽取 2 所大学进行抽查验收。

七、组织实施

(一)组建领导小组和工作组

调查地区的卫生健康行政部门应与教育行政部门沟通协调,共同组建学校结核病防控工作专项调查领导小组,并下设由疾控机构(结核病防治机构)和教育相关机构人员组成的工作组,具体负责开展调查工作,并保证调查质量。

(二)明确职责和任务

工作组根据实施细则,最终确定调查的学校名单,并确定各级各类机构在调查工作中的职责和任务。

(三)确定专人进行调查表填写

各学校需指定校医或卫生老师作为调查表填写人,疾控机构(结核病防治机构)为调查工作提供技术指导。

(四)开展统一培训

在调查工作开展前,组织做好统一培训工作。培训对象为各学校的分管领导和指定的调查表填写人、疾控机构(结核病防治机构)相关人员,培训内容包括《学校结核病防控工作规范(2017 版)》和本次调查的实施细则和质量控制要求等。

[调查结果与结论]

一、调查学校防控措施落实情况

(1)在被调查的学校中,90.48%(38/42)建立了一把手总负责、分管校长具体抓的学校结核病防控责任制,并制订了相关工作方案。

(2)在被调查的学校中,90.48%(38/42)在 2019 年将学校结核病防控工作纳入学校年度工作计划。

(3)在被调查的学校中,97.62%(41/42)有学校结核病疫情报告人,其中 51.22%(21/41)在 2019 年向疾控机构(结核病防治机构)报告了结核病相关信息。

(4)在被调查的学校中,92.86%(39/42)配置了卫生技术人员/保健老师,其中61.54%(24/39)有专职人员。

(5)在被调查的学校中,71.43%(30/42)在 2019 年有卫生技术人员/保健老师及教职员工参加了结核病防治知识培训。

二、新生入学体检结核病检查情况

(一)不同年份开展筛查的学校情况

不同年份开展筛查的学校情况见表 6-17。

表 6-17　不同年份开展筛查的学校情况

年份	纳入新生入学体检的学校数	占比/(%)
2016	15	35.71
2017	29	69.05
2018	32	76.19
2019	32	76.19
2020	39	92.86

(二)不同地区中学新生入学体检结核病筛查率

不同地区中学新生入学体检结核病筛查率见表 6-18。

表 6-18　不同地区中学新生入学体检结核病筛查率　　　　　　单位:%

地区	2016 年	2017 年	2018 年	2019 年	2020 年
十堰市	54.53	54.51	73.76	73.00	99.87

地区	2016 年	2017 年	2018 年	2019 年	2020 年
竹山县	99.58	99.74	98.59	99.35	99.73
丹江口	0	0	45.28	44.79	100.00
黄石市	28.42	76.02	69.17	49.20	87.02
阳新县	51.05	56.13	51.19	60.10	97.43
大冶市	7.51	93.09	87.67	37.92	76.31
襄阳市	0	70.63	85.01	99.32	77.87
襄州区	0	99.23	98.42	99.17	93.73
南漳县	0	25.80	59.49	99.60	51.80

（三）不同级别学校（初中、高中、大学）新生入学体检结核病筛查率

不同级别学校（初中、高中、大学）新生入学体检结核病筛查率见表 6-19。

表 6-19　不同级别学校（初中、高中、大学）新生入学体检结核病筛查率　　　单位：%

学校类型	2016 年	2017 年	2018 年	2019 年	2020 年
初中	17.48	65.86	62.70	51.01	83.77
高中	35.68	70.61	91.51	96.15	92.42
大学	53.98	55.41	56.73	63.42	59.41

（四）不同性质种类学校新生入学体检结核病筛查率

不同性质种类学校新生入学体检结核病筛查率见表 6-20。

表 6-20　不同性质种类学校新生入学体检结核病筛查率　　　单位：%

学校性质种类	2016 年	2017 年	2018 年	2019 年	2020 年
公办寄宿制	43.91	61.32	68.82	72.48	70.54
公办非寄宿制	10.82	68.73	59.62	36.01	76.62
民办寄宿制	65.78	52.47	51.63	60.15	95.69

三、结论

42 所学校调查结果显示，近年来我省学校结核病防控工作取得了明显的进步，各级各类学校在结核病防控中的主动性得到体现。一把手总负责、分管校长具体抓的学校结核病防控责任制基本形成，防控措施基本得到落实。但配置专职卫生技术人员的学校只有 61.54%，卫生技术人员/保健老师及教职员工接受结核病防治知识培训的学校只有 71.43%，校医配置不够、人员培训不到位。

新生入学体检工作逐步开展，被调查的 42 所学校中，将结核病筛查纳入新生入学体检必检项目的学校比例逐年升高，从 2016 年的 35.71% 升高到 2020 年的 92.86%；不同地区 2020 年中学新生入学体检结核病筛查率较 2016 年都有较大提升，2020 年筛查率最高的是十堰市（99.87%），其次是黄石市（87.02%）；2020 年不同级别学校（初中、高中、大学）新生

入学体检结核病筛查率较 2016 年也有提升,初中从 2016 年的 17.48% 升高到 2020 年的 83.77%,高中从 2016 年的 35.68% 升高到 2020 年的 92.42%,大学从 2016 年的 53.98% 升高到 2020 年的 59.41%;2020 年不同性质学校新生入学体检结核病筛查率较 2016 年也有提升,其中公办非寄宿制升高最为明显,从 2016 年的 10.82% 到 2020 年 76.62%。筛查率虽然有提升,但部分县区仍然较低,大学低于中学,公办学校低于民办学校,各地、各级学校要高度重视新生入学结核病筛查工作,各级财政、教育行政部门、学校要解决新生入学结核病筛查相关费用问题,早期发现学校结核病患者及潜伏感染者,有效防止学校结核病疫情发生。

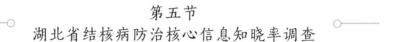

第五节
湖北省结核病防治核心信息知晓率调查

[实施方案]

一、调查目的

旨在了解湖北省公众结核病防治核心信息的知晓水平,分析总结"十三五"期间我省开展结核病防治健康促进工作的成效,为更有效开展结核病防治健康促进与健康教育工作提供科学依据。

二、调查机构和对象

(一)调查机构

以市(州)为单位组织开展问卷调查(面对面调查,也可根据具体情况采取电话或现场拦截式调查),获得本市(州)居民结核病防治核心信息知晓情况和接受健康教育情况,城市调查机构为街道居委会,农村调查机构为行政村。

(二)调查对象

调查对象为 15 岁及以上的城市和农村常住居民(包括在调查地居住超过 6 个月的非本地户籍人口)。

采用多阶段分层整群抽样,设抽样总体为无限总体。根据 2015 年同类全国调查结果,预估 2020 年核心信息知晓率最低的条目知晓率为 60%(2015 年结果为 49.8%),相对误差设为 0.2,α 设为 0.05,目标群大小即每个调查点调查人数约为 100 人,群内相关系数设为 0.3,有效应答率为 85%,计算可得约需抽样 1200 人,分别在 12 个调查点抽取,每个调查点调查 115 人。

三、调查内容与方法

(一)调查内容

1.调查对象基本情况　主要包括性别、城乡、民族、年龄、文化程度、职业状况分布等。

2.结核病防治核心信息知晓情况　主要包括核心信息的总知晓率,对每个核心信息条目的知晓率,以及按城乡、性别、职业、年龄等分布的知晓率(表 6-21)。

表 6-21　2020 年结核病防治核心信息内容

核心信息		核心信息内容
核心信息 1	疾病特征	肺结核是危害严重的慢性传染病
核心信息 2	传播途径	肺结核主要通过呼吸道传染
核心信息 3	可疑症状	出现咳嗽、咳痰 2 周以上或痰中带血,应该怀疑得了肺结核
核心信息 4	预防措施	不随地吐痰,咳嗽、打喷嚏时掩住口鼻,在人员密集的公共场所戴口罩,能够预防肺结核的传播
核心信息 5	能否治愈	肺结核绝大部分能治好

3. 接受健康教育情况　包括有效问卷的健康教育接受率,调查对象当前接受健康教育的主要途径,调查对象愿意接受的健康教育途径和形式,调查对象愿意接受的网络宣传形式等。

(二)调查机构的抽样方法及资料来源

本专题调查采用多阶段分层整群抽样方法,主要考虑的分层因素为城乡,具体抽样方法如下。

(1)首先应收集整理湖北省所有乡级行政单位名单、人口数,以及其乡级行政单位的城乡分类。根据湖北省的城乡人口比例确定城镇、乡村调查点数。据统计,2020 年湖北省城市人口为 1768.4 万人,农村人口为 3074.6 万人,城市和农村人口的比例约为 1∶2。

(2)根据每个乡级行政单位的城镇、乡村 15 岁及以上人口数,按照等比例概率抽样 PPS 原则分别抽取调查点。

(3)被抽中的乡镇内,同样按照与人口等比例概率抽样抽取村级行政单位。

按照上述抽样方法,湖北省共抽取 12 个调查点,包括 4 个城市调查点和 8 个农村调查点,涉及 11 个地市,具体调查点如下。

城市调查点(4 个):
①武汉市 黄陂区 前川街道 德兴社区居委会
②鄂州市 鄂城区 凤凰街道 东升社区居委会
③咸宁市 嘉鱼县 鱼岳镇 茶庵社区居委会
④仙桃市 干河街道 袁市社区居委会

农村调查点(8 个):
①黄石市 大冶市 金牛镇 黄泥村村民委员会
②荆门市 京山 石龙镇 石龙村委会
③宜昌市 夷陵区 龙泉镇 宋家嘴村村民委员会
④黄冈市 罗田县 胜利镇 洗儿岭村村民委员会
⑤仙桃市 长埫口镇 石六湾村民委员会
⑥恩施州 利川市 毛坝镇 五二村民委员会
⑦孝感市 云梦县 隔蒲潭镇 付榜村村民委员会
⑧襄阳市 襄州区 黄龙镇 红光村村民委员会

(4)采用户籍记录与入户摸底结合的方式,确定选中村的所有人员名单,标明所有 15

岁及以上人群名单,采用有放回的随机抽样,简单随机抽取 115 例调查对象。

资料的来源为个案问卷的现场调查。调查问卷见附件 9。

(三)分析指标

(1)核心信息总知晓率,是指全部调查对象正确回答核心信息问题的条目总数占全部调查对象回答的核心信息问题条目总数的百分比。

$$核心信息总知晓率 = \frac{\sum 每个调查对象正确回答核心信息条目数}{问卷数 \times 5} \times 100\%$$

(2)单一信息知晓率,是指正确回答某一核心信息的被调查对象人数占全部调查对象人数的百分比。

$$单一信息知晓率 = \frac{正确回答某一核心信息的被调查对象人数}{调查对象人数} \times 100\%$$

四、资料的收集、复核和上报

(一)收集与录入

由被抽取对象所在的县(区)级结核病防治机构负责组织调查人员开展问卷调查和信息的录入工作,数据的录入采取省级统一培训和发放的数据库,录入人员要求接受过培训,并在专用计算机上开展数据录入。

(二)复核

县(区)级结核病防治机构负责当天复核所录入的调查数据,包括核查问卷的数量,填写完整性、逻辑性、有无误项或错项等,发现问题,及时与调查员联系修改或完善。市(州)级结核病防治机构对调查实施开展必要的技术指导和质量监控,如现场督导、数据质量抽查等。

(三)保存与上报

调查期间,每日问卷信息录入和复核后先统一保存在县(区)级结核病防治机构的专用计算机上,调查工作全面完成后,经县(区)级结核病工作负责人核准,把电子数据库报市(州)级结核病防治机构,纸质调查问卷和调查日志等痕迹材料在本级做档案留存。

五、核查验收

市(州)级结核病防治机构对收集的所有数据库信息进行核查验收,发现问题及时与相关县(区)级结核病防治机构联系,修改完善,所有信息汇总齐全后由本级工作负责人核准,电子数据库报省级结核病防治机构,省级防治机构汇总和核准后报国家。

附件 9　结核病防治核心信息知晓率调查问卷

附件 9　结核病防治核心信息知晓率调查问卷

问卷编码:

调查地点:　　县(市、区)　　乡(镇)/街道村/居委会

联系电话:

调查日期:　　年　　月　　日　　调查员(签名):

一、一般情况

1. 姓名：

2. 性别：

(1)男 (2)女

3. 户口所在地：

(1)本县(区) (2)本省非本县(区) (3)外省

4. 民族：

(1)汉族 (2)壮族 (3)满族 (4)回族 (5)苗族 (6)维吾尔族 (7)其他(请在横线上写明具体民族)_____

5. 出生日期： 年 月 日

6. 文化程度：

(1)文盲与半文盲 (2)小学 (3)初中及同等学力

(4)高中及同等学力 (5)大学大专 (6)大学本科 (7)研究生

7. 职业状况：

(1)机关/事业单位 (2)企业 (3)商业/服务业 (4)在校学生

(5)农业劳动者(从事农林牧渔工作) (6)军人 (7)离退休 (8)其他_____

二、结核病防治核心信息

8. 肺结核(肺痨)是：

(1)常见的急性非传染性疾病 (2)常见的慢性非传染性疾病

(3)危害严重的急性传染病 (4)危害严重的慢性传染病

9. 肺结核主要通过下列哪种途径传染？

(1)呼吸道 (2)消化道 (3)血液 (4)不知道

10. 您认为出现下列哪种症状,应该怀疑得了肺结核？

(1)头晕、发热 (2)咳嗽、咳痰 2 周以上或痰中带血 (3)腹痛、腹泻 (4)不知道

11. 关于预防肺结核的传播,下面说法正确的是？

(1)不随地吐痰 (2)咳嗽、打喷嚏时掩住口鼻 (3)在人员密集的公共场所戴口罩 (4)以上都正确

12. 肺结核能治好吗？

(1)全都能治好 (2)绝大部分能治好 (3)治不好 (4)不知道

三、接受健康教育情况

13. 您以前接受过结核病的宣传教育吗？

(1)接受过 (2)未接受过(跳至 15 题)

14. 您是通过以下哪种途径接受的？（可多选）

(1)广播 (2)电视 (3)报纸、杂志、图书 (4)传单、折页、宣传画 (5)手机短信

(6)宣传栏、墙报、黑板报 (7)网站、微信、微博、App 等 (8)就诊时医生宣传

(9)网络电视、视频、电子杂志等 (10)楼宇、公交、地铁、列车、航空电视,大型 LED 屏等

(11)集会、展览、义诊 (12)学校/单位宣传 (13)居委会/村委会宣传 (14)听亲友或其他人说

(15)听健康讲座 (16)其他_____

15. 您希望通过哪种途径了解结核病防治信息？（可多选）

(1)广播/电视/电影/音像材料等 (2)报刊

(3)张贴画/宣传栏/板报/展板/墙体标语等 (4)传单/折页/小册子等

(5)网站/微信/微博/App 等 (6)网络电视/视频/电子杂志等

(7)学校/单位宣传 (8)医生宣传 (9)居委会/村委会宣传

(10)听亲友或其他人说 (11)公共交通或户外新媒体宣传

(12)听健康讲座　(13)其他_____

16.如果给您推荐预防结核病的宣传材料,您喜欢以下哪种类型?(可多选)

(1)什么都行　(2)视频、动漫等声像材料　(3)文字为主的材料(报纸、杂志、图书等)

(4)图文并茂的材料(宣传画、折页、漫画、手抄报、连环画等)

(5)专业网站宣传材料　(6)网络宣传材料(微博、微信、App等)

17.您通常用以下哪种网络形式查询科普信息?(可多选)

(1)医学专业网站　(2)医学专业人员在线咨询　(3)12320公共卫生服务热线

(4)微信、微博等自媒体　(5)百度或其他搜索引擎　(6)不知道

18.您喜欢以下哪种网络科普形式?(可多选)

(1)文字　(2)文字＋图片　(3)微信或微博　(4)视频　(5)动画　(6)不知道

[**调查结果与结论**]

一、调查对象基本情况

本次调查共回收有效调查问卷1345份,有效回收率为97.46%(1345/1380)。1345例调查对象中,男性684例(50.86%)、女性661例(49.14%);民族以汉族为主,文化程度初中及同等学力占比最高;职业以农业劳动者(从事农林牧渔工作)为主。详见表6-22。

表6-22　湖北省结核病防治核心信息知晓率调查对象基本情况

人口学特征	例数	构成比/(%)
年龄/岁		
15~34	264	19.63
35~54	466	34.65
≥55	615	45.72
性别		
男	684	50.86
女	661	49.14
地区		
城市	445	33.09
农村	900	66.91
民族		
汉族	1238	92.04
少数民族	107	7.96
文化程度		
小学及以下	476	35.39
初中及同等学力	477	35.46
高中及同等学力	234	17.40
大学专科及以上	158	11.75

人口学特征	例数	构成比/(%)
职业		
行政、商业人员	379	28.18
在校学生	39	2.90
农业劳动者	571	42.45
离退休	167	12.42
其他	189	14.05

二、核心信息知晓情况

接受调查的居民正确回答5条核心信息的总知晓率为81.87%;5条核心信息的各题知晓率分别为80.15%、84.09%、86.10%、86.39%和72.64%,详见表6-23。

表6-23　湖北省总知晓率及分条知晓率情况

知晓情况	知晓正确题数/题	知晓率/(%)
总知晓情况	5506	81.87
核心信息1	1078	80.15
核心信息2	1131	84.09
核心信息3	1158	86.10
核心信息4	1162	86.39
核心信息5	977	72.64

不同性别人群总知晓率及分条知晓率分析,接受调查的男性核心信息总知晓率为84.09%,女性为79.58%,详见表6-24。

表6-24　湖北省不同性别人群总知晓率及分条知晓率情况　　　　　单位:题(%)

知晓情况	性别	
	男性	女性
总知晓情况	2876(84.09)	2630(79.58)
核心信息1	561(82.02)	517(78.21)
核心信息2	598(87.43)	533(80.64)
核心信息3	605(88.45)	553(83.66)
核心信息4	602(88.01)	560(84.72)
核心信息5	510(74.56)	467(70.65)

由各地市总知晓率及分条知晓率分析得出,城市调查点中,仙桃市总知晓率最高(93.10%);农村调查点中,恩施州总知晓率最高(92.35%),详见表6-25。

表 6-25　湖北省各地市总知晓率和分条知晓率情况　　　　　　　　　单位:%

地市	总知晓率	核心信息 1	核心信息 2	核心信息 3	核心信息 4	核心信息 5
仙桃市	93.10	75.50	97.50	98.00	99.00	95.50
恩施州	92.35	94.78	89.57	94.78	92.17	90.43
黄石市	88.87	100.00	96.52	97.39	93.91	56.52
宜昌市	88.77	89.47	89.47	91.23	87.72	85.96
鄂州市	88.17	89.57	86.09	85.22	92.17	87.83
荆门市	88.00	91.30	91.30	97.39	86.09	73.91
咸宁市	87.65	68.70	93.04	94.78	92.17	89.57
襄阳市	83.62	88.79	76.72	89.66	84.48	78.45
黄冈市	72.17	64.35	83.48	76.52	68.70	67.83
武汉市	64.52	43.48	94.78	90.43	50.43	43.48
孝感市	43.96	79.28	14.41	20.72	94.59	10.81

从 2015 年至 2020 年,对 5 条结核病防治核心信息,回答正确 0 题的比例分别为 2.22% 和 2.01%;回答正确 1 题的比例从 5.03% 下降至 2.60%;回答正确 2 题的比例从 6.87% 提高至 9.74%;回答正确 3 题的比例从 20.55% 下降至 8.92%;回答正确 4 题的比例从 27.80% 下降至 23.12%;回答正确 5 题的比例从 37.53% 提高至 53.61%,详见表 6-26。

表 6-26　2015 年和 2020 年湖北省结核病防治核心信息正确回答情况　　　　　单位:%

正确回答题数	2015 年	2020 年
答对 0 题	2.22	2.01
答对 1 题	5.03	2.60
答对 2 题	6.87	9.74
答对 3 题	20.55	8.92
答对 4 题	27.80	23.12
答对 5 题	37.53	53.61

三、接受健康教育情况

2015 年,接受健康教育率为 71.42%(1477/2068),电视(42.52%)为 15 岁及以上人群的主要知晓途径,其次为传单、折页和宣传画(34.53%),报纸、杂志、图书(27.08%)。2020 年,共有 1181 人曾经接受过有关结核病的宣传教育,接受结核病防治健康教育率为 87.81%(1181/1345)。其中,电视(47.33%)为 15 岁及以上人群的主要知晓途径,其次为传单、折页和宣传画(44.96%)。

根据希望获取途径分析,2020 年广播、电视、电影、网络、音像材料途径(58.88%)更加被群众所接受;与 2015 年相比,希望获取途径发生明显变化。预防结核病的宣传材料中,视频、动漫等声像材料占比较大(34.18%),其次是图文并茂的材料(宣传画、折页、漫画、手抄报、连环画等)(33.58%),详见表6-27。

表6-27 2015年和2020年调查对象希望了解结核病防治知识的途径 单位:%

途径	2015年	2020年
广播/电视/电影/音像材料等	56.29	58.88
医生宣传	40.04	36.58
居委会/村委会宣传	13.97	32.42
网络/微信/微博/App等	—	26.39
张贴画/宣传栏/板报/展板/墙体标语等	38.78	26.10
传单/折页/小册子等	24.13	24.91
网络电视/视频/电子杂志等	—	24.61
听健康讲座	—	15.76
报刊	34.43	15.61
听亲友或其他人说	8.56	14.13
公共交通或户外新媒体宣传	—	6.10
学校/单位宣传	26.74	5.80

新媒体等网络宣传中,2015年,调查对象更喜欢通过医学专业人员在线咨询(47.29%)以及医学专业网站查看(30.07%)的方式进行专业的咨询;2020年,调查对象更喜欢通过微信、微博等自媒体(31.72%)以及百度或其他搜索引擎(28.97%)的方式进行科普信息查询,详见表6-28。调查对象更喜欢的网络科普形式为视频(51.26%)。

表6-28 2015年和2020年调查对象喜好的网络咨询/查询方式 单位:%

途径	2015年	2020年
微信、微博等自媒体	14.07	31.72
百度或其他搜索引擎	21.52	28.97
医学专业人员在线咨询	47.29	7.14
医学专业网站	30.07	6.69
12320公共卫生服务热线	16.78	2.16

四、结论

2020年湖北省15岁及以上的居民结核病防治核心信息总知晓率(81.87%)较2015年(75.36%)显著提高,与《"十三五"全国结核病防治规划》的目标值(85%)尚有一定差距。2020年仅核心信息5(能否治愈)单一信息知晓率低于75%,其他4条核心信息知晓率均高于80%。回答正确0题的比例为2%左右,表明完全不了解结核病防治知识的公众较少;回答正确5题的比例从2015年的36.46%提高至2020年的53.61%。这主要得益于以下几个方面,第一,湖北省积极开展"3.24"结核病防治日宣传活动,响应世界卫生组织和国家的倡导,开展多部门合作,组织、开展一系列大型活动,吸引公众关注度;第二,利用各级媒体平台,制作、播放结核病防治知识宣传片,扩大知识普及范围;第三,湖北省"百千万志愿者结核病防治知识传播活动"持续深入开展,吸纳包括学生、医生、离退休人员、患者等在内的各类人群作为志愿者,在全省各个角落针对不同的人群开展结核病防治知识宣传,拓展知识宣传深度。

从公众获取结核病知识的途径上,2020年公众接受健康教育的比例(87.81%)较2015年(71.42%)显著上升,这反映出我省健康教育的范围在逐步扩大、深度在逐渐延展。此外,从主要获取途径来看,电视和传单、折页、宣传画一直是湖北省15岁及以上公众的主要知晓途径,但从报纸、杂志、图书途径获取结核病防治知识的比例下降,到2020年公众从就诊时医生宣传中获取到结核病防治知识比例上升,这得益于湖北省近年来逐步开展和推广的患者关怀工作。患者关怀工作在我省定点医院、综合医院和社区的开展,增强了医生对结核病的认识,强化了患者就诊时医生的宣教工作,促进了公众对结核病防治知识的认识,有利于早发现、早治疗结核病患者。

随着时代和科技的发展,公众希望获取结核病防治知识的途径及类型也发生了一定改变。广播、电视、电影等声像材料依然是公众最希望获得的知晓途径,大众媒体在公众中具有很高的认可度;医生宣传也依然具有较高比例,这表明公众对医生的信任度很高,公众希望从专业人员口中获得结核病的相关知识;2015年公众希望从张贴画、宣传栏、板报、展板、墙体标语等图文并茂的材料中获取结核病防治知识,但2020年居委会、村委会的宣传更易于被公众接受,这反映出居委会、村委会的基层组织在群众中的影响力逐步增强。在网络宣传方式中,自媒体的出现和发展深刻影响和改变了公众对信息的查询方式。2015年以医学专业人员在线咨询以及医学专业网站查看进行专业的咨询为主,而2020年公众更倾向于微信、微博等自媒体和百度等搜索引擎,但医学专业人员在线咨询、医学专业网站、12320公共卫生服务热线的需求逐步降低。应用微信平台在社区健康人群中普及结核病防治知识,能够优化社区结核病宣教工作,提高结核病防治知识掌握水平,这提示我们需要充分利用自媒体资源和手段,多角度、多方位地为大众提供获取结核病防治核心信息的途径。我省近年来开展的各项健康促进活动能够围绕群众喜闻乐见的方式开展,省、市、县三级均创作、拍摄了一系列通俗易懂的音像材料,邀请结核病领域专家、公众人物进行录制,通过电视、公众号、抖音等平台进行广泛传播,为结核病防治创造良好的支持性环境。

综上所述,湖北省2020年公众结核病防治核心信息总知晓率、单一知晓率和接受健康教育比例均有所提高,针对能否治愈的单一知晓率较低,需要进一步开展针对性宣传工作。今后应继续深化开展患者关怀工作,全面开展大众媒体宣传,继续发挥自媒体的作用,将结核病健康促进工作精准化、精细化。

五、存在问题与建议

(1)湖北省市(州)知晓率水平相差较大。最高的地区结核病总知晓率超过90%,而最低的地区不到50%,各市(州)知晓率水平相差大,或存在健康促进活动未能覆盖全部地区或者人群的问题,健康促进资源分布不均。建议开展全省总体活动与当地特色活动相结合,与社区公共卫生宣传、老年人体检筛查、"党员下沉"等能够覆盖全社会各个角落的活动相结合,集中力量开展结核病健康促进工作。

(2)我省自媒体、新媒体宣传较弱。近年来调查者获取信息的渠道更倾向于视频、动漫等声像材料,并且更喜欢使用自媒体和搜索引擎进行科普查询,这反映出大众对网络媒体使用率的增加,但我省目前对自媒体、新媒体宣传投入较少,创新力度不够。建议拓展自媒体时代新的宣传渠道和方式,省级每年制作1~2部有针对性的结核病防治宣传片,利用省级微信公众号、自媒体、新媒体和互联网进行更加广泛传播,同时兼顾电视、广播、报纸等传统媒体的宣传方式。

(3)志愿者招募工作开展力度不足。湖北省现有志愿者队伍以大学生志愿者为主,志愿者类型较为单一,宣传覆盖范围有限,不利于结核病宣传工作的深入开展。建议每年开展志愿者或结核病防治人员的典型事迹宣传,利用身边人、身边事的典型案例宣传,弘扬志愿者精神,激发防痨力量,以点带面,吸纳各行各业的人员,进一步壮大志愿者队伍。以同伴志愿者为抓手,各地市均进行招募,做好同伴志愿者的培训和支持工作,让同伴志愿者尽可能全程陪伴结核病患者完成疗程。

第七章 全省各市（州）"十三五"结核病防治规划实施核心信息

第一节

武汉市"十三五"结核病防治规划实施核心信息

一、基本情况

（一）行政区划、人口和经济

行政区划、人口和经济情况见表 7-1。

表 7-1　全市（州）行政区划、人口和经济情况

武汉市	基本信息	数量
行政区划	县（区）数	13
人口	人口总数/万	1244.77
	0～14 岁人口数/万	137.32
	65 岁及以上人口数/万	126.70
	流动人口数/万	328.58
经济	人均 GDP/元	131441
	城镇居民人均可支配收入/元	50362
	农村居民人均可支配收入/元	24057

注：1.行政区划来源于 2020 年统计年鉴；2.人口数来源于 2020 年第七次人口普查统计；3.经济来源于国民经济和社会发展统计公报。

（二）结核病防治服务体系

1.结核病防治机构　结核病防治机构见表 7-2。

表 7-2　市（州）和县（区）结核病防治机构数量及类型分布

区划级别	数量	类型		
		疾控中心	独立结防所	院所合一
市（州）级	1	—	—	1
县（区）级	13	10	3	—

2.定点医疗机构　定点医疗机构见表 7-3。

表 7-3　市(州)和县(区)定点医疗机构数量及类型分布

区划 级别	数量	类型					
		专科 医院	综合 医院	传染病 医院	疾控 中心	结防 院所	基层医疗 卫生机构
市(州)级	2	1	—	1	—	—	—
县(区)级	12	—	7	—	1	2	2

(三)专项经费投入

2016—2020 年不同来源的经费投入情况见表 7-4。

表 7-4　2016—2020 年不同来源的经费投入情况

年份	中央转移 支付/万元	地方政府投入			市县人均经费投入/元
		市(州)级/万元	县(区)级/万元	小计/万元	
2016	235	400.1	298.8	698.9	0.66
2017	260	417.1	379.3	796.4	0.74
2018	501	424.1	445	869.1	0.80
2019	515	399	432.4	831.4	0.75
2020	610	459	407.6	866.6	0.77
合计	2121	2099.3	1963.1	4062.4	0.74

二、肺结核报告发病情况

肺结核报告发病情况见表 7-5。

表 7-5　2016—2020 年肺结核报告发病情况

年份	报告发病数	占全省比例/(%)	报告发病率/(1/ 10 万)	报告发病率全省顺位
2016	6737	15.41	63.51	12
2017	6228	15.49	57.85	14
2018	6058	16.17	55.61	12
2019	6372	17.40	57.50	10
2020	5270	16.82	47.00	11

注:来源于网络直报系统。

三、普通肺结核患者发现和纳入治疗情况

(1)普通肺结核患者登记情况见表 7-6。

表 7-6　普通肺结核患者登记情况

年份	活动性肺结核				肺结核登记 率/(1/ 10 万)	病原学阳性 患者占比/(%)
	病原学阳性	病原学检查或 无病原学结果	结核性胸膜炎	小计		
2016	2465	3881	46	6392	60.26	38.56

年份	活动性肺结核				肺结核登记率/(1/ 10 万)	病原学阳性患者占比/(%)
	病原学阳性	病原学检查或无病原学结果	结核性胸膜炎	小计		
2017	2218	3855	52	6125	56.89	36.21
2018	3076	2753	123	5952	54.64	51.68
2019	3159	2608	170	5937	53.58	53.21
2020	2681	2093	147	4921	43.89	54.48
合计	13599	15190	538	29327	53.75	46.37

注:来源于结核病专报系统。

(2)普通肺结核患者治疗情况见表 7-7。

表 7-7 普通肺结核患者治疗情况

年份	活动性肺结核患者			病原学阳性患者		
	分子	分母	成功治疗率/(%)	分子	分母	成功治疗率/(%)
2016	6012	6271	95.87	1951	2082	93.71
2017	5687	5945	95.66	1714	1822	94.07
2018	5548	5767	96.20	2553	2666	95.76
2019	5618	5835	96.28	2725	2830	96.29

注:来源于结核病专报系统。

四、耐药筛查、发现和纳入治疗情况

耐药患者筛查和治疗情况见表 7-8。

表 7-8 耐药患者筛查和治疗情况

年份	耐药筛查		耐药患者数	纳入治疗	
	高危人群筛查率/(%)	新病原学阳性筛查率/(%)		治疗患者数	纳入治疗率/(%)
2016	68.81	34.46	231	193	83.55
2017	82.88	43.72	351	269	76.64
2018	93.59	79.62	249	175	70.28
2019	98.17	94.40	245	193	78.78
2020	100.00	95.34	180	163	90.56

注:来源于结核病专报系统。

五、"十三五"《规划》指标完成情况

"十三五"《规划》结核病指标完成情况见表 7-9。

表 7-9　"十三五"《规划》结核病指标完成情况

序号	指标名称	目标值	完成值
1	报告肺结核患者和疑似肺结核患者的总体到位率	95%	97.62%
2	病原学检查阳性肺结核患者的密切接触者筛查率	95%	99.72%
3	肺结核患者病原学阳性率	50%	56.16%
4	肺结核患者成功治疗率	90%	96.30%
5	耐多药肺结核高危人群耐药筛查率	95%	100%
6	基层医疗卫生机构肺结核患者规范管理率	90%	97.96%
7	艾滋病病毒感染者的结核病检查率	90%	96.96%
8	公众结核病防治核心知识知晓率	85%	64.52%
9	市(州)级定点医疗机构具备开展药敏试验、菌种鉴定和结核病分子生物学诊断能力的比例	100%	100%
10	县(区)级定点医疗机构具备痰涂片与痰培养能力的比例	100%	100%
11	县(区)级具备开展结核病分子生物学诊断能力的比例	80%	100%

六、工作亮点及创新点

(一)主要经验

1. 政府支持投入经费,确保目标能如期实现　市政府高度重视结核病防治工作,把结核病确定为我市重点防治传染病之一。在政府的组织领导下,武汉市卫健委、发改委、教育局、公安局、司法局、民政局、财政局和人社局八个委办局联合印发了《武汉市贯彻落实国家及省结核病防治"十三五"规划行动方案》(武卫生计生〔2018〕39号),明确了各级政府和部门职责,落实了有关结核病防控经费和政策,制定了阶段性防控目标,全面实施现代结核病控制策略,确保《规划》终期目标实现。"十三五"期间市区政府对结核病防治、利福平耐药防治经费投入不断加大,有力支持《规划》各项工作的顺利开展,为全面贯彻落实《规划》提供了有力保障。

2. 多措并举联防联控,筑牢学校健康防护墙　我市制定了《武汉市学校结核病防控工作规范(试行)》(2017版),明确各部门职责、细化了疫情界定和监测、疫情处置流程和细则及休复学管理等;2019年又对规范中"预防性治疗"和"休复学管理"等部分内容进行了修正和补充说明。严格按照《湖北省教育厅、省卫计委、省物价局关于加强湖北高校学生健康体检工作的通知》(鄂教体艺〔2018〕1号)要求,督促指导武汉市高校落实新生入学体检工作,实现学校结核病防控"关口前移"。密切监测疫情、定期督导检查。市卫健委联合教育部门定期开展学校传染病防控工作督导检查,对学校结核病疫情以及防控措施落实情况进行通报;并将学校结核病防控工作列入各部门年度目标责任考核内容,对工作措施和要求落实不到位的学校、疾控机构(结防所)、综合医院进行通报批评。

3. 开拓创新宣传形式,营造结核病防治氛围　以"3.24世界防治结核病日"为契机,全方位、多途径、广覆盖地开展结核病防治知识和减免政策的宣传。一是联合区级卫生系统,以学校为切入点,广泛开展学校结核病防治宣传和"百千万志愿者动员"活动;二是在地铁投放结核病防治公益广告,号召市民在全市地铁线路寻找"结核病公益广告"与之合影,扩大结核病宣传范围;三是联合市防痨协会在东湖绿道举办大型义诊和公益骑行活动;四是举办"为结核病点亮城市的红"灯光秀活动,在两江四岸近千座建筑上点亮红色,滚动播放宣传标语;五是在汉口江滩举办义诊活动,同时志愿者以"快闪"的形式现场演唱,吸引现场市民参与到结核病宣传中;六是以"迎军运·送健康"为主题,开展结防知识"进社区、进学校、进企业、进机关"的"四进"活动;七是开展"健康呼吸·为爱奔走"健步行捐步兑换公益金活动,帮助贫困肺结核患者完成治疗;八是举办"江城最美防痨人(志愿者)"评选与表彰活动,鼓励全社会参与结核病防治知识宣传。

4. 纵向整合医疗资源,推进完善健康联合体 为贯彻国家医改精神、深化公立医院改革和中央精准扶贫要求,市结核病防治所先后与黄陂区、江夏区、蔡甸区签订"武汉市结核病健康管理联合体"。武汉市结核病健康管理联合体的成立开启了疾控部门和医疗机构全面合作控制结核病的新模式,该模式进一步加强医疗机构和结核病防治机构的密切协作,规范结核病患者分级诊疗,落实患者双向转诊,提高结核病患者治疗管理率。

5. 抗疫防痨双管齐下,开启网上诊疗新模式 新冠肺炎疫情期间,武汉市在医疗资源短缺和紧张情况下,仍力保六家结核病定点医院、两家结核病防治所正常开诊,并指导动员各医疗机构充分利用"互联网+医疗"服务为患者答疑解惑;利用微信、QQ视频为患者指导用药;指导基层医疗卫生机构为辖区内结核病患者提供复查、送药等服务。据不完全统计,疫情期间武汉肺科医院累计为60余例滞留武汉的患者提供送药服务,为外省(市)利福平耐药患者邮寄药品70多人次,为滞留外地的300余例武汉市结核病患者协调取药。同时,15个区疾控中心/结核病防治所均设置24小时结核病防治工作值班电话。以积极的姿态、全新的模式保障新冠肺炎疫情期间结核病防治工作的有序开展。

(二)创新点

1. 积极引入抗结核新药,创新耐药防治模式 一是延续武汉市利福平耐药肺结核防治项目减免政策,加强利福平耐药肺结核患者登记管理、诊疗随访和全疗程督导服药等工作的监管和指导;二是为利福平耐药肺结核患者提供个性化人文关怀,引进CAP-TB最基本关怀服务包和赛来星人文关怀项目,通过随访咨询与心理关怀、"五七天地"小组活动,为空腹复查患者提供营养丰富的早餐等措施,形成了"以患者为中心"的服务模式,进一步提高患者治疗依从性;三是积极引入抗结核新药治疗患者,给难治性耐药患者带来了治疗新希望。

2. 保障学校结核病防控,实施全程闭环管理 一是部门紧密合作,武汉市卫健委定期组织区级体卫艺站、卫健局、学校、疾控中心(结核病防治所)、结核病定点医院等相关负责人进行学校结核病防控工作集中培训学习、通报疫情情况;二是积极利用市公共卫生财政经费为全市各区结核病疫情处置免费提供TB-PPD试剂和预防性治疗药品;三是制定下发《武汉市学生结核病患者诊疗规范》,坚持学生患者免费诊疗、定点接诊、专科收治、集体诊断原则;四是统一"学生肺结核休复学证明",为各区结核病防治机构和学校结核病防控提供技术支持。

3. 探索医警合作举措,开展医疗支援共建 以与武汉市公安局安康医院结核病诊疗合作为契机,武汉市卫健委结核病控制项目办制定了《武汉市监管场所结核病防控工作实施方案》,探索推行武汉市公安监管场所结核病防控新模式——监管场所和卫生部门联防联控,无缝衔接开展诊疗管理服务。从被监管人员的入所体检筛查、确诊及治疗、免费药品提供、服药管理和转介随访五大方面为公安监管场所结核病的防控提供技术指导,为公安监管场所开展结核病防控工作提供技术保障。同时,对监管场所的民警开展结核病健康知识宣教,提高民警结核病防控意识,防范监管场所聚集性疫情的发生。

4. 推进信息系统建设,提高患者管理水平　为了提高工作效率和整合医疗资源,我市积极进行结核病信息化建设互联互通的升级改造。目前依托武汉市卫生云建设,积极建设全市结核病预防控制平台,将老旧的武汉市结核病督导管理信息化系统(TCIS),更换为功能完善、操作便捷的易督导系统,并增加了手机操作端和电子药盒,强化了数据统计分析功能,充分发挥了"互联网+"技术在肺结核治疗管理、疫情追踪和信息互动等方面的作用。这些措施不仅使市、区、街(乡镇)、社区(村)四级结核病防治网络建设得到加强,而且提高了结核病患者管理质量和各级医务人员的工作效率。

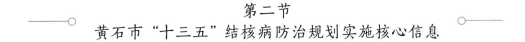

第二节
黄石市"十三五"结核病防治规划实施核心信息

一、基本情况

(一)行政区划、人口和经济

行政区划、人口和经济见表 7-10。

表 7-10　全市(州)行政区划、人口和经济情况

黄石市	基本信息	数量
行政区划	县(区)数	7
人口	人口总数/万	247
	0~14 岁人口数/万	54
	65 岁及以上人口数/万	31
	流动人口数/万	64
经济	人均 GDP/元	77328
	城镇居民人均可支配收入/元	37900
	农村居民人均可支配收入/元	16500

注:1.行政区划来源于2020年统计年鉴;2.人口数来源于2020年第七次人口普查统计;3.经济来源于国民经济和社会发展统计公报。

(二)结核病防治服务体系

1. 结核病防治机构　结核病防治机构见表 7-11。

表 7-11　市(州)和县(区)结核病防治机构数量及类型分布

区划级别	数量	类型		
		疾控中心	独立结防所	院所合一
市(州)级	1	—	1	—
县(区)级	2	2	—	—

2.定点医疗机构 定点医疗机构见表7-12。

表 7-12 市(州)和县(区)定点医疗机构数量及类型分布

区划级别	数量	类型					
		专科医院	综合医院	传染病医院	疾控中心	结防院所	基层医疗卫生机构
市(州)级	1	—	—	—	—	1	—
县(区)级	2	—	1	—	1	—	—

(三)专项经费投入

2016—2020年不同来源的经费投入情况见表7-13。

表 7-13 2016—2020年不同来源的经费投入情况

年份	中央转移支付/万元	地方政府投入			
		市(州)级/万元	县(区)级/万元	小计/万元	市县人均经费投入/元
2016	136	36	38.5	74.5	0.30
2017	122	36	55.2	91.2	0.37
2018	213	36	39.7	75.7	0.31
2019	165	34.2	47.6	81.8	0.33
2020	279	33	37.3	70.3	0.28
合计	915	175.2	218.3	393.5	0.32

二、肺结核报告发病情况

肺结核报告发病情况见表7-14。

表 7-14 2016—2020年肺结核报告发病情况

年份	报告发病数	占全省比例/(%)	报告发病率/(1/10万)	报告发病率全省顺位
2016	1645	3.76	66.92	10
2017	1693	4.21	68.67	7
2018	1421	3.79	57.52	10
2019	1467	4.01	59.38	8
2020	1272	4.06	51.46	7

注:来源于网络直报系统。

三、普通肺结核患者发现和纳入治疗情况

(1)普通肺结核患者登记情况见表7-15。

表 7-15 普通肺结核患者登记情况

年份	活动性肺结核				肺结核登记率/(1/10万)	病原学阳性患者占比/(%)
	病原学阳性	病原学检查或无病原学结果	结核性胸膜炎	小计		
2016	659	971	6	1636	66.56	40.28

续表

年份	活动性肺结核				肺结核登记率/(1/10万)	病原学阳性患者占比/(%)
	病原学阳性	病原学检查或无病原学结果	结核性胸膜炎	小计		
2017	597	1066	36	1699	68.91	35.14
2018	655	807	46	1508	61.04	43.44
2019	679	724	29	1432	57.96	47.42
2020	591	549	22	1162	47.01	50.86
合计	3181	4117	139	7437	60.29	42.77

注:来源于结核病专报系统。

(2)普通肺结核患者治疗情况见表7-16。

表7-16　普通肺结核患者治疗情况

年份	活动性肺结核患者			病原学阳性患者		
	分子	分母	成功治疗率/(%)	分子	分母	成功治疗率/(%)
2016	1613	1628	99.08	589	594	99.16
2017	1640	1674	97.97	488	511	95.50
2018	1423	1477	96.34	514	539	95.36
2019	1359	1400	97.07	551	567	97.18

备注:来源于结核病专报系统。

四、耐药筛查、发现和纳入治疗情况

耐药患者筛查和治疗情况见表7-17。

表7-17　耐药患者筛查和治疗情况

年份	耐药筛查		耐药患者数	纳入治疗	
	高危人群筛查率/(%)	新病原学阳性筛查率/(%)		治疗患者数	纳入治疗率/(%)
2016	38.24	7.06	11	8	72.73
2017	84.15	15.87	27	12	44.44
2018	85.59	43.66	29	16	55.17
2019	94.12	86.05	41	31	75.61
2020	98.46	83.26	15	12	80.00

备注:来源于结核病专报系统。

五、"十三五"《规划》指标完成情况

"十三五"《规划》结核病指标完成情况见表7-18。

表 7-18 "十三五"《规划》结核病指标完成情况

序号	指标名称	目标值	完成值
1	报告肺结核患者和疑似肺结核患者的总体到位率	95%	97.80%
2	病原学检查阳性肺结核患者的密切接触者筛查率	95%	100%
3	肺结核患者病原学阳性率	50%	51.84%
4	肺结核患者成功治疗率	90%	97.82%
5	耐多药肺结核高危人群耐药筛查率	95%	98.46%
6	基层医疗卫生机构肺结核患者规范管理率	90%	95.03%
7	艾滋病病毒感染者的结核病检查率	90%	98.76%
8	公众结核病防治核心知识知晓率	85%	88.87%
9	市(州)级定点医疗机构具备开展药敏试验、菌种鉴定和结核病分子生物学诊断能力的比例	100%	100%
10	县(区)级定点医疗机构具备痰涂片与痰培养能力的比例	100%	100%
11	县(区)级具备开展结核病分子生物学诊断能力的比例	80%	100%

六、工作亮点及创新点

(一)政府承诺持续加强

政府的承诺、各部门的支持是结核病预防控制策略取得成功的重要保证。通过积极争取,全市加大了各级政府及相关部门对结核病防治工作的重视,明确了政府各部门在结核病防治中所承担的职责,形成了联防联控工作机制,教育、宣传、公安、医保、民政等部门均积极联动,为全市结核病防治工作增添助力,进一步完善了"政府主导、分级负责、多部门配合"的良好防控工作机制。

(二)筹资模式有效转变

结核病防治经费筹措渠道由单纯的中央省市重大传染病防控经费拨款支持转变为利用医改政策,在执行国家现行结核病免费诊疗政策的基础上,通过医保、民政救助等方式解决患者治疗费用。我市积极争取将肺结核相关病种纳入医保单病种付费范畴,2017年,黄石市发改委、卫计委和人社局联合制定了《黄石市按病种收付费方案(试行)》,将肺结核、结核性胸膜炎及耐多药肺结核纳入了单病种支付范畴,肺结核、结核性胸膜炎9600元,耐多药肺结核40000元/2年;并将耐多药肺结核纳入门诊特殊慢性病管理,耐多药肺结核患者疗程内每年补助800元。

(三)防治体系不断完善

在纵向巩固完善市、县、镇、村多级防痨网络的同时,我市也注重结核病防治工作的横向联系,加强了卫生、教育、公安、财政、医保、民政等系统的合作联系,结核病防治策略由既往的在常住人口中发现、治疗和管理结核病患者转变为不仅在常住人口而且在流动人口、学校、监狱劳教系统、艾滋病病毒感染和吸毒等高危人群中开展结核病筛查,有效拓展了社会服务能力。

(四)实验室诊断能力大幅提升

通过五年来的大力改造和资金投入,多项快捷、高效、精准的实验室检测技术全面应用于临床。痰菌培养技术由固体提升至液体,大大缩短了培养结果报告时间,全面开展结核分枝杆菌核酸及抗菌药物耐药基因快速检测新技术,最快可在 3 小时内完成样本中 19 种结核分枝杆菌的某种菌体定性检测。耐药基因检测从传统 4 种药物扩增至二线注射类和喹诺酮类药物。五年来,我市登记的活动性肺结核患者病原学阳性率由 40.28% 上升至 50.86%,痰培养率由 31% 增加至 92%,耐药筛查率从 11% 提升到 85%,为临床诊疗、合理用药和疫情防控提供了准确、高效的应用指导。

(五)学校结核病防控力度不断加强

五年来,我市卫生与教育系统不断加强合作,联防联控机制覆盖全市各级各类大中小学校及幼托机构、培训机构,形成了严密的"监测网"。同时,在市卫健委及市教育局的全力协助下,每年制定出台新生入学结核病筛查工作方案,每年的入学筛查工作均得到有效落实,筛查覆盖率逐年提升,学校结核病得到有效遏制。

(六)监所联防联控机制不断巩固

五年来,我市卫生与监狱司法系统成立结核病防控"健康联合体",制定了《监所结核病处置流程图》,以联防联控方案为指导,有序开展了监所疫情监控、患者规范诊疗及管理、病例处置、密切接触者筛查、监所流行病学调查等工作,有效防控了结核病疫情在监所内的传播和流行。

(七)公众防治知识知晓率不断提高

五年来,我市结核病健康宣教模式从"单一线"发展为"宣教网",实施主体由专业防治机构扩展至全市各部门、社会各界共同参与,教育、宣传、司法同心协力,学生教师志愿者、基层公卫医生、出租车司机等群体共担宣传使命。宣传形式从义诊扩大为进社区义务帮扶、进学校健康讲座、进公园健康骑行、在广场亮灯行动,受众群体更加广泛。在 2020 年底的抽样调查中,我市公众结核病防治知识知晓率为 88.87%,高于"十三五"《规划》要求的 85%。

(八)防治效果进一步凸显

全市各级专业防治机构结合每年的结核病防治工作计划,不断提高发现和治疗肺结核患者的工作质量,使患者发现、登记、治疗和管理各项工作更加规范,各项技术指标达到历史最好水平,结核病综合防控能力得到明显加强。使多个"因病致贫、因病返贫"的家庭重获希望,为实现人民健康幸福、社会和谐发展的良好局面添砖加瓦。

第三节
十堰市"十三五"结核病防治规划实施核心信息

一、基本情况

(一)行政区划、人口和经济

行政区划、人口和经济见表7-19。

表7-19 全市(州)行政区划、人口和经济情况

十堰市	基本信息	数量
行政区划	县(区)数	8
人口	人口总数/万	321
	0~14岁人口数/万	60
	65岁及以上人口数/万	45
	流动人口数/万	73
经济	人均GDP/元	70000
	城镇居民人均可支配收入/元	34473
	农村居民人均可支配收入/元	11493

注:1.行政区划来源于2020年统计年鉴;2.人口数来源于2020年第七次人口普查统计;3.经济来源于国民经济和社会发展统计公报。

(二)结核病防治服务体系

1. 结核病防治机构 结核病防治机构见表7-20。

表7-20 市(州)和县(区)结核病防治机构数量及类型分布

区划级别	数量	类型		
		疾控中心	独立结防所	院所合一
市(州)级	1	1	—	—
县(区)级	8	8	—	—

2. 定点医疗机构 定点医疗机构见表7-21。

表7-21 市(州)和县(区)定点医疗机构数量及类型分布

区划级别	数量	类型					
		专科医院	综合医院	传染病医院	疾控中心	结防院所	基层医疗卫生机构
市(州)级	1	—	—	1	—	—	—
县(区)级	6	—	4	—	2	—	—

(三)专项经费投入

2016—2020 年不同来源的经费投入情况见表 7-22。

表 7-22 2016—2020 年不同来源的经费投入情况

年份	中央转移支付/万元	地方政府投入			
		市(州)级/万元	县(区)级/万元	小计/万元	市县人均经费投入/元
2016	204	23	110.2	133.2	0.39
2017	221	23	113.4	136.4	0.40
2018	388	23	115.5	138.5	0.41
2019	329	23	105.9	128.9	0.38
2020	400	25	96.8	121.8	0.36
合计	1542	117	541.8	658.8	0.39

二、肺结核报告发病情况

肺结核报告发病情况见表 7-23。

表 7-23 2016—2020 年肺结核报告发病情况

年份	报告发病数	占全省比例/(%)	报告发病率/(1/10 万)	报告发病率全省顺位
2016	2472	5.66	73.07	8
2017	2426	6.03	71.16	5
2018	2261	6.03	66.15	4
2019	2079	5.68	61.04	5
2020	2033	6.49	59.83	5

注:来源于网络直报系统。

三、普通肺结核患者发现和纳入治疗情况

(1)普通肺结核患者登记情况见表 7-24。

表 7-24 普通肺结核患者登记情况

年份	活动性肺结核				肺结核登记率/(1/10 万)	病原学阳性患者占比/(%)
	病原学阳性	病原学检查或无病原学结果	结核性胸膜炎	小计		
2016	769	1656	10	2435	71.98	31.58
2017	790	1638	35	2463	72.25	32.07
2018	698	1380	41	2119	62.00	32.94
2019	843	1119	35	1997	58.63	42.21
2020	930	966	28	1924	56.62	48.34
合计	4030	6759	149	10938	64.29	36.84

注:来源于结核病专报系统。

(2)普通肺结核患者治疗情况见表7-25。

表7-25 普通肺结核患者治疗情况

年份	活动性肺结核患者			病原学阳性患者		
	分子	分母	成功治疗率/(%)	分子	分母	成功治疗率/(%)
2016	2376	2419	98.22	707	724	97.65
2017	2327	2440	95.37	702	732	95.90
2018	2003	2091	95.79	608	633	96.05
2019	1882	1973	95.39	720	755	95.36

注:来源于结核病专报系统。

四、耐药筛查、发现和纳入治疗情况

耐药患者筛查和治疗情况见表7-26。

表7-26 耐药患者筛查和治疗情况

年份	耐药筛查		耐药患者数	纳入治疗	
	高危人群筛查率/(%)	新病原学阳性筛查率/(%)		治疗患者数	纳入治疗率/(%)
2016	65.79	3.63	25	10	40.00
2017	82.35	15.13	27	20	74.07
2018	80.00	20.63	30	26	86.67
2019	58.97	54.56	44	31	70.45
2020	97.06	67.34	38	24	63.16

注:来源于结核病专报系统。

五、"十三五"《规划》指标完成情况

"十三五"《规划》结核病指标完成情况见表7-27。

表7-27 "十三五"《规划》结核病指标完成情况

序号	指标名称	目标值	完成值
1	报告肺结核患者和疑似肺结核患者的总体到位率	95%	97.18%
2	病原学检查阳性肺结核患者的密切接触者筛查率	95%	100%
3	肺结核患者病原学阳性率	50%	49.05%
4	肺结核患者成功治疗率	90%	95.65%
5	耐多药肺结核高危人群耐药筛查率	95%	97.06%
6	基层医疗卫生机构肺结核患者规范管理率	90%	94.34%
7	艾滋病毒感染者的结核病检查率	90%	99.13%
8	公众结核病防治核心知识知晓率	85%	—
9	市(州)级定点医疗机构具备开展药敏实验、菌种鉴定和结核病分子生物学诊断能力的比例	100%	100%

续表

序号	指标名称	目标值	完成值
10	县(区)级定点医疗机构具备痰涂片与痰培养能力的比例	100%	100%
11	县(区)级具备开展结核病分子生物学诊断能力的比例	80%	100%

六、工作亮点及创新点

(一)政府重视,卫生主导、部门配合是做好结核病防治规划工作的重要前提

《规划》实施期间,市政府下发了《十堰市结核病防治"十三五"规划》的文件,成立了相关结核病防治工作组织,每年纳入考核目标,与各县(区)签订责任书,各县(区)也成立了结核病防治领导和实施组织,协调有关部门责任,及时解决工作中的实际问题,保证了项目工作顺利实施。参与结核病控制工作;提供足够的防治经费是结核病控制工作持续发展的动力。

(二)加强结核病防治机构建设

2013年省卫生厅制定下发了《省卫生厅办公室关于推行"三位一体"结核病防治服务体系工作的通知》(鄂卫办通【2013】86号)文件,要求全省以县(区)为单位积极建立和完善"三位一体"结核病防治服务体系;为此,市卫计委于2015年9月印发了《市卫计委关于〈十堰市城区"三位一体"结核病防治管理体系实施方案〉的通知》文件,同年市城区(不含郧阳区)已建立由疾控中心、定点医疗机构和乡镇/社区卫生服务中心为主体相互支持的合作机制;2015年竹山县也启动转型实施"三位一体"结核病防治服务模式工作并取得阶段性成果。为加快推进"三位一体"结核病防治服务模式规范、科学、有序开展,我市结合2017年12月27日召开的冬春季重点传染病防控工作视频会议精神,各地卫生计生行政部门把握结核病防治工作的新形势、新要求,进一步提高实施"三位一体"结核病防治服务模式必要性和重要性的认识,凝聚精神,坚定不移地深入实施"三位一体"结核病防治服务模式,确保在2018年6月底之前在全市全面推行"三位一体"结核病防治服务模式的转型。到"十三五"末全市(除丹江口市外)所有县(区)全部落实到位,同时按照《中国结核病防治规划实施工作指南》要求,增加优化人员结构、更新设备,引进新型技术,加大了建立健全防痨网络力度,这是做好结核病控制的基础。

(三)结核病患者的关怀救助政策得到落实

我市的结核病防治经费主要来源于中央、省级财政补助和地方财政防治经费,市本级及各县(区)均将结核病防治经费纳入地方财政预算。各级财政依据规划实施方案,将资金统筹落实到各疾控中心结核病控制项目专账上。专项经费主要用于宣传、培训、督导、患者追踪、疫情管理、项目物资采购等支出,实行专人专账管理,每年接受市财政局聘请的第三方进行绩效评估。中央和省级转移支付资金及时到位,促进了工作有序开展,五年间利用中央经费940万元、省级经费60万元。按《中国结核病防治规划实施工作指南》要求,初诊免费拍片和查痰,对发现的符合免费治疗条件的患者免费提供抗结核药品治疗与管理,对复查痰片免费检查;肺结核患者纳入城镇职工基本医疗保险范畴,对已参保患者的医疗费用,按有关规定统筹支付。十堰市医保局下发《十堰市城区医疗保险住院费用按病种付费

试行办法》(十人社发[2018]42号),目前肺结核例均住院费用8500元,结核性胸膜炎例均住院费用6000元,在门诊治疗患者纳入慢性病报销范畴,按一年每月200元,报销比例85%,减轻了患者经济负担,提高了患者治疗的依从性和治疗效果。

(四)落实责任是保障

加强结核病防治法制管理,强化职责,部门间加强配合,财政部门积极落实防治经费,市本级及各县(区)为当地"十三五"结核病防治规划的实施提供了580万元,保障了各地规划的顺利实施。广播电视部门和各新闻单位广泛开展公益性宣传和健康教育,普及结核病防治知识,大部分教育部门把结核病防治知识纳入学校教学计划。

(五)领导重视,层层落实是完成结核病防治规划任务的根本保证

结核病防治工作转入常态运行,但卫生行政部门领导始终重视结核病防治工作,与各县(区)卫生局层层签订了目标管理责任书,积极进行安排部署。同时各成员部门(单位)按承担的任务与工作职责,自上而下部署工作,抓督办落实,保持了预防控制工作惯性运行状态。各部门(单位)密切配合,相互支持,齐心协力,提高了结核病预防控制的整体水平和效果。

(六)在十堰市结核病防治"十三五"规划实施过程中,我们始终坚持"1234"

"1234"即1个中心、2个注重、3个聚焦、4个坚持的工作方法,取得了较好的效果。

1个中心:以十堰市结核病防治"十三五"规划各项目标的完成为中心。2个注重:一是注重国家结核病诊断前沿新技术的应用,先后引进应用了荧光显微镜、液体结核菌培养仪、分子生物学检测等;二是注重提高医疗服务水平。3个聚焦:一是聚焦区域协同发展,充分利用市西苑医院区域性耐药结核病诊断治疗单位,与神农架林区和各县(区)定点结核病机构上下联运,基本上实现了普通结核病诊断治疗不出县、耐药结核病诊断治疗不出市的目标;二是聚焦绩效管理,应用中央、省级和地方防治经费,最大限度地发现和治疗患者,实现投入与产出价值比最大化;三是聚焦人才培养,主要是引进高层次人才和自身培训,通过先后选派不同类型人才到武汉市肺科医院、金银潭医院进修,参加全省组织的结核病技能大比武等方式,提高诊断和治疗水平。4个坚持:一是坚持规划执行不动摇,以规划目标为方向,实现临床医学与公共医学相结合;二是坚持以社会效益为根本,兼顾经济效益;三是坚持结核病患者治疗全过程管理,最大程度治愈患者;四是坚持与结核病患者同创共享的健康文化,如举办患者健康教育课、患者间相互交流、建立QQ和(或)微信群等,提高治疗信心和依从性。

(七)实现了五个转变

一是归口管理理念的转变,各非结核病定点医院发现疑似肺结核患者后及时转诊,在定点医院内其他科室发现结核病患者后实行院内转诊到感染科。二是服务模式转变,由过去的单一疾病预防控机构承担结防工作,转变为疾控机构、定点医院、综合医院及乡镇(社区)医疗机构共同承担现代结核病控制的服务模式,明确各自的责任,相互协调配合。三是诊断方式的转变,按照结核病诊断临床路径来诊断和治疗患者。四是住院患者管理方式的转变。由于服务模式的转变,对发现的病原学阳性患者基本上能按规划的要求住院隔离治疗,传染性消失后出院交由社区或村级医生督导管理,理顺了管理程序。五是督导落实方式的转变。由过去下文件抓落实转变为抓培训督导落实。结核病管理纳入基层公共卫生管理后,各县(区)采用每季度考核的方式逐级督导落实,及时发现和解决存在的突出问题。

第四节
宜昌市"十三五"结核病防治规划实施核心信息

一、基本情况

(一)行政区划、人口和经济

行政区划、人口和经济情况见表 7-28。

表 7-28　全市(州)行政区划、人口和经济情况

宜昌市	基本信息	数量
行政区划	县(区)数	14
人口	人口总数/万	401.76
	0~14 岁人口数/万	47.07
	65 岁及以上人口数/万	72.02
	流动人口数/万	86.33
经济	人均 GDP/元	106081
	城镇居民人均可支配收入/元	37232
	农村居民人均可支配收入/元	18515

注:1.行政区划来源于 2020 年统计年鉴;2.人口数来源于 2020 年第七次人口普查统计;3.经济来源于国民经济和社会发展统计公报。

(二)结核病防治服务体系

1. 结核病防治机构　结核病防治机构见表 7-29。

表 7-29　市(州)和县(区)结核病防治机构数量及类型分布

区划级别	数量	类型		
		疾控中心	独立结防所	院所合一
市(州)级	1	1	—	—
县(区)级	9	9	—	—

2. 定点医疗机构　定点医疗机构见表 7-30。

表 7-30　市(州)和县(区)定点医疗机构数量及类型分布

区划级别	数量	类型					
		专科医院	综合医院	传染病医院	疾控中心	结防院所	基层医疗卫生机构
市(州)级	1	—	—	1	—	—	—
县(区)级	9	—	9	—	—	—	—

(三)专项经费投入

2016—2020年不同来源的经费投入情况见表7-31。

表7-31　2016—2020年不同来源的经费投入情况

年份	中央转移支付/万元	地方政府投入			市县人均经费投入/元
		市(州)级/万元	县(区)级/万元	小计/万元	
2016	304	15.5	68.4	83.9	0.20
2017	265	18.5	72.4	90.9	0.22
2018	574	18.5	64.4	82.9	0.20
2019	451	20.5	61.4	81.9	0.20
2020	453	0	82.3	82.3	0.20
合计	2047	73	348.9	421.9	0.20

二、肺结核报告发病情况

肺结核报告发病情况见表7-32。

表7-32　2016—2020年肺结核报告发病情况

年份	报告发病数	占全省比例/(%)	报告发病率/(1/10万)	报告发病率全省顺位
2016	3276	7.49	79.61	5
2017	3345	8.32	80.99	3
2018	3397	9.07	82.14	3
2019	3525	9.63	85.23	2
2020	2922	9.33	70.62	3

注:来源于网络直报系统。

三、普通肺结核患者发现和纳入治疗情况

(1)普通肺结核患者登记情况见表7-33。

表7-33　普通肺结核患者登记情况

年份	活动性肺结核				肺结核登记率/(1/10万)	病原学阳性患者占比/(%)
	病原学阳性	病原学检查或无病原学结果	结核性胸膜炎	小计		
2016	992	2119	104	3215	78.13	30.86
2017	973	2253	102	3328	80.58	29.24
2018	1216	2091	111	3418	82.65	35.58
2019	1563	1801	139	3503	84.70	44.62
2020	1273	1479	132	2884	69.70	44.14
合计	6017	9743	588	16348	79.15	36.81

注:来源于结核病专报系统。

(2)普通肺结核患者治疗情况见表7-34。

表7-34 普通肺结核患者治疗情况

年份	活动性肺结核患者			病原学阳性患者		
	分子	分母	成功治疗率/(%)	分子	分母	成功治疗率/(%)
2016	2854	3105	91.92	688	778	88.43
2017	2960	3226	91.75	714	806	88.59
2018	2977	3254	91.49	869	982	88.49
2019	3087	3321	92.95	1147	1244	92.20

注:来源于结核病专报系统。

四、耐药筛查、发现和纳入治疗情况

耐药患者筛查和治疗情况见表7-35。

表7-35 耐药患者筛查和治疗情况

年份	耐药筛查		耐药患者数	纳入治疗	
	高危人群筛查率/(%)	新病原学阳性筛查率/(%)		治疗患者数	纳入治疗率/(%)
2016	83.52	91.80	53	38	71.70
2017	85.90	90.28	66	40	60.61
2018	88.70	89.99	94	62	65.96
2019	97.22	89.93	72	58	80.56
2020	97.14	88.90	42	33	78.57

注:来源于结核病专报系统。

五、"十三五"《规划》指标完成情况

"十三五"《规划》结核病指标完成情况见表7-36。

表7-36 "十三五"《规划》结核病指标完成情况

序号	指标名称	目标值	完成值
1	报告肺结核患者和疑似肺结核患者的总体到位率	95%	97.85%
2	病原学检查阳性肺结核患者的密切接触者筛查率	95%	100%
3	肺结核患者病原学阳性率	50%	46.26%
4	肺结核患者成功治疗率	90%	94.49%
5	耐多药肺结核高危人群耐药筛查率	95%	97.14%
6	基层医疗卫生机构肺结核患者规范管理率	90%	97.50%
7	艾滋病病毒感染者的结核病检查率	90%	99.92%
8	公众结核病防治核心知识知晓率	85%	88.77%

序号	指标名称	目标值	完成值
9	市(州)级定点医疗机构具备开展药敏试验、菌种鉴定和结核病分子生物学诊断能力的比例	100%	100%
10	县(区)级定点医疗机构具备痰涂片与痰培养能力的比例	100%	100%
11	县(区)级具备开展结核病分子生物学诊断能力的比例	80%	100%

六、工作亮点及创新点

(一)多部门参与,结核病防治体系加强

定点医疗机构专科医务人员、疾控机构专业人员、基层医疗卫生机构督导医生共同负责肺结核患者的发现、诊疗与管理,卫生行政部门负责统筹协调,医保及新农合部门为患者提供诊疗费用保障,民政部门为患者提供医疗救助及交通营养补助等多部门参与的结核病防治体系得到巩固。"十三五"期间,教育部门积极参与学校结核病防治工作,并多次联同卫生行政部门出台相关文件,明确工作职责,制定工作规范,加强了我市学校结核病防治工作,全市的结核病防治体系进一步完善。

(二)推进分级诊疗试点工作,结核病综合防治能力提升

经过市级申报、省级遴选,2016 年 11 月宜昌市被确定为国家结核病分级诊疗和综合防治服务模式试点地市之一。2017 年 9 月 19 日,宜昌市人民政府办公室印发《宜昌市结核病分级诊疗和综合防治工作实施方案》,成立宜昌市结核病分级诊疗和综合防治工作领导小组,统筹协调全市结核病分级诊疗和综合防治工作。为保证试点工作顺利实施,针对工作的重点和难点问题,市疾控中心邀请省级结核病防治专家亲临现场进行技术指导,组织开展了多次试点工作专题培训,对照试点工作实施方案,认真梳理试点工作指标要求及完成情况,积极推动全市试点工作,提升了结核病综合防治能力。

(三)依托健康管理大数据平台,结核病防治信息化

市疾控中心结核病防治所会同市三医院、东软项目组等在宜昌市大数据分析中心会商室多次召开结核病信息化工作讨论会,针对目前结核病信息化一期建设任务完成情况进行梳理,加快建设进度,并上报二期建设需求,进一步打通各医疗卫生机构数据通道,完善相应数据统计功能,加强质量控制,提高数据质量,依托健康管理大数据平台,实现结核病全程管理信息化。

(四)行政部门统筹,新生入学结核病筛查可持续

2018 年 5 月 25 日,宜昌市卫计委和教育局联合印发《宜昌市学校结核病筛查工作实施方案》,将结核病检查项目作为学校新生入学体检和教职工每年常规体检的必查内容。为切实加强学校结核病防控工作,有效防范学校结核病疫情的传播和流行,宜都市卫健局联合市教育局印发《学校新生入学体检和教职员工常规体检结核病筛查工作方案》,从 2018 年开始每年对各级各类学校新生进行入学结核病筛查。为确保新生结核病筛查工作持续开展,宜都市政府每年划拨专项经费 15 万元用于筛查工作。

(五)推广患者关怀服务,肺结核患者健康管理加强

耐多药结核病患者最基本关怀服务项目在中国疾控中心结核病预防控制中心的直接指导下,由北京胸科医院提供技术支持,云南省疾控中心 CAP-TB 项目及美国家庭健康国际昆明办公室(FHI360)负责具体管理,在宜昌市疾控中心和宜昌市第三人民医院开展为期 8 个月的项目工作。通过项目工作的实施,进一步理顺全市耐多药结核病防治工作机制,明确各自工作职责。同时通过项目邀请国际和国内知名结核病防治专家面授机宜,讲解结核病防治前沿知识,提升结核病防治人员专业技术水平。通过多方面努力,开展结核病患者一对一咨询服务,实施康复计划,及时发现问题、解决问题,大幅提高结核病患者治疗的依从性和治愈率。

(六)加强科学研究,理论水平提升

市疾控中心获得 2018 年中国疾控中心"十三五"传染病重大专项课题"新型结核病诊断集成技术应用评估"项目,承担"上池自动化法镜检系统联合致善 MeltProTB 结核分枝杆菌一体化检测在基层结核病实验室用于结核病诊断的评估"内容,由中国疾控中心划拨 65 万专项经费支持该项目。此外,"健康城市建设之传染病防治模式研究——基因组流行病学与分子流行病学在肺结核防治中实践研究"被确定为湖北省卫计委 2018 年度第四批联合基金立项重点项目,获资助经费 20 万元。

第五节
襄阳市"十三五"结核病防治规划实施核心信息

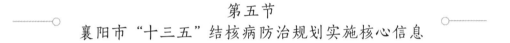

一、基本情况

(一)行政区划、人口和经济

行政区划、人口和经济见表 7-37。

表 7-37　全市(州)行政区划、人口和经济情况

襄阳市	基本信息	数量
行政区划	县(区)数	12
人口	人口总数/万	588.9
	0~14 岁人口数/万	91.7
	65 岁及以上人口数/万	78.3
	流动人口数/万	82.3
经济	人均 GDP/元	100824
	城镇居民人均可支配收入/元	41214
	农村居民人均可支配收入/元	20715

注:1.行政区划来源于 2020 年统计年鉴;2.人口数来源于 2020 年第七次人口普查统计;3.经济来源于国民经济和社会发展统计公报。

(二)结核病防治服务体系

1.结核病防治机构 结核病防治机构见表 7-38。

表 7-38　市(州)和县(区)结核病防治机构数量及类型分布

区划级别	数量	类型		
		疾控中心	独立结防所	院所合一
市(州)级	1	—	—	1
县(区)级	7	7	—	—

2.定点医疗机构 定点医疗机构见表 7-39。

表 7-39　市(州)和县(区)定点医疗机构数量及类型分布

区划级别	数量	类型					
		专科医院	综合医院	传染病医院	疾控中心	结防院所	基层医疗卫生机构
市(州)级	1	—	—	—	—	1	—
县(区)级	6	—	6	—	—	—	—

(三)专项经费投入

2016—2020 年不同来源的经费投入情况见表 7-40。

表 7-40　2016—2020 年不同来源的经费投入情况

年份	中央转移支付/万元	地方政府投入			
		市(州)级/万元	县(区)级/万元	小计/万元	市县人均经费投入/元
2016	263	48.8	109.4	158.2	0.28
2017	273	48.8	109.4	158.2	0.28
2018	483	48.8	109.4	158.2	0.28
2019	406	48.8	107.8	156.6	0.28
2020	497	48.8	104.9	153.7	0.27
合计	1922	244	540.9	784.9	0.28

二、肺结核报告发病情况

肺结核报告发病情况见表 7-41。

表 7-41　2016—2020 年肺结核报告发病情况

年份	报告发病数	占全省比例/(%)	报告发病率/(1/10 万)	报告发病率全省顺位
2016	3750	8.58	66.80	11
2017	3488	8.67	61.85	12
2018	3062	8.17	54.16	13
2019	2968	8.11	52.35	12

续表

年份	报告发病数	占全省比例/(%)	报告发病率/(1/10万)	报告发病率全省顺位
2020	2505	8.00	44.10	13

注:来源于网络直报系统。

三、普通肺结核患者发现和纳入治疗情况

(1)普通肺结核患者登记情况见表7-42。

表 7-42　普通肺结核患者登记情况

年份	活动性肺结核				肺结核登记率/(1/10万)	病原学阳性患者占比/(%)
	病原学阳性	病原学检查或无病原学结果	结核性胸膜炎	小计		
2016	1709	1801	2	3512	62.56	48.66
2017	1604	1717	6	3327	59.00	48.21
2018	1292	1642	27	2961	52.37	43.63
2019	1605	1400	41	3046	53.73	52.69
2020	1348	1194	21	2563	45.12	52.59
合计	7558	7754	97	15409	54.53	49.05

注:来源于结核病专报系统。

(2)普通肺结核患者治疗情况见表7-43。

表 7-43　普通肺结核患者治疗情况

年份	活动性肺结核患者			病原学阳性患者		
	分子	分母	成功治疗率/(%)	分子	分母	成功治疗率/(%)
2016	3440	3480	98.85	1489	1515	98.28
2017	3245	3293	98.54	1373	1398	98.21
2018	2860	2927	97.71	1130	1150	98.26
2019	2936	2987	98.29	1461	1481	98.65

注:来源于结核病专报系统。

四、耐药筛查、发现和纳入治疗情况

耐药患者筛查和治疗情况见表7-44。

表 7-44　耐药患者筛查和治疗情况

年份	耐药筛查		耐药患者数	纳入治疗	
	高危人群筛查率/(%)	新病原学阳性筛查率/(%)		治疗患者数	纳入治疗率/(%)
2016	87.95	10.96	17	16	94.12
2017	81.77	1.86	14	13	92.86

续表

年份	耐药筛查		耐药患者数	纳入治疗	
	高危人群筛查率/(%)	新病原学阳性筛查率/(%)		治疗患者数	纳入治疗率/(%)
2018	70.92	57.66	26	20	76.92
2019	95.05	84.65	37	37	100.00
2020	96.88	88.27	24	22	91.67

注:来源于结核病专报系统。

五、"十三五"《规划》指标完成情况

"十三五"《规划》结核病指标完成情况见表7-45。

表7-45 "十三五"《规划》结核病指标完成情况

序号	指标名称	目标值	完成值
1	报告肺结核患者和疑似肺结核患者的总体到位率	95%	98.94%
2	病原学检查阳性肺结核患者的密切接触者筛查率	95%	99.06%
3	肺结核患者病原学阳性率	50%	53.03%
4	肺结核患者成功治疗率	90%	98.10%
5	耐多药肺结核高危人群耐药筛查率	95%	96.88%
6	基层医疗卫生机构肺结核患者规范管理率	90%	96.39%
7	艾滋病病毒感染者的结核病检查率	90%	98.71%
8	公众结核病防治核心知识知晓率	85%	83.62%
9	市(州)级定点医疗机构具备开展药敏试验、菌种鉴定和结核病分子生物学诊断能力的比例	100%	100%
10	县(区)级定点医疗机构具备痰涂片与痰培养能力的比例	100%	100%
11	县(区)级具备开展结核病分子生物学诊断能力的比例	80%	100%

六、工作亮点及创新点

(一)积极建言献策,争取政府重视

做好结核病防治工作,政府重视是关键,2016年来,全市各级结核病防治机构向当地政府和卫生健康行政部门领导汇报结核病严峻形势、取得的成绩和存在的困难,通过承办国家级结核病防治培训班2次,省级培训班2次,承办省级"3.24"活动1次,抓住契机,邀请政府分管领导出席现场活动,发表电视讲话,提高了结核病防治工作的影响力。

(二)结核病防治经费得到落实,并逐步增长

"十三五"以来,央专经费逐年增加,省级经费也有保障,全市市县两级结核病防治机构积极向政府部门汇报,以中央脱贫攻坚计划为切入点,以防止结核病患者因病致贫为着力点,为全市结核病防治经费的落实建言献策,结核病防治工作经费投入有了保障,五年间,

全市两级财政共投入结核病防治经费 785 万元,另有学校结核病疫情防控经费 1400 万元用于全市学校结核病筛查和疫情防控,为结核病防治工作正常运转提供了保障。

(三)为患者争取医保政策,减轻患者经济负担

2016 年以来,市级医保机构统一了全市结核病医保报销的比例,一方面将普通结核病诊疗纳入了单病种付费,减轻了患者负担和医保的压力,将门诊就诊的肺结核患者纳入慢性病补偿,在一定程度上减轻了患者就医负担,另外,对于合并其他严重并发症的严重肺结核患者,针对耐多药肺结核诊疗出台了分担付费模式,让急需救治的患者切实减轻了负担。自 2016 年至 2020 年,全市结核病防治专业机构共免费检查疑似肺结核患者 93606 例,发现活动性肺结核患者 15409 例,其中病原学阳性 7558 例,涂阴肺结核患者 7754 例。2015—2019 年,全市共登记治疗涂阳患者 7915 例,治愈 7610 例,涂阳患者的平均治愈率达 96.15%。

按每例传染性患者每年感染 10 人,感染者中有 10% 的人发病推算,至少使 6.9 万人免受结核分枝杆菌感染,减少新发病例近 7000 例,有效地控制了疫情传播和蔓延,为保护劳动生产力、促进社会和经济发展做出了积极贡献。从经济角度来看,通过治愈传染性肺结核患者减少传染而导致的新发患者,按照每例患者治疗费用 4500 元计算,直接节约医疗费用 3000 多万元;若以每治愈一例肺结核患者平均可挽回 9.5 个健康生命年(DALY)计算,共可挽回 13 万个 DALY,结核病患者中劳动力人口占 70%,按照襄阳市本地每年的人均国内生产总值计算,共挽回社会总价值 71.22 亿元。

(四)加强机构建设,不断提高结核病防治能力

各级卫生健康行政部门结合医药卫生体制改革,积极推动各县(区)统一进行了"三位一体"结核病防控模式转型,明确防治工作转型后疾控机构、定点医院、基层医疗卫生机构三方的职责和任务,建立了有效协调机制。市结核病防治机构切实履行了对县(区)结核病防治工作的业务指导、技术培训、质量控制、监督检查和管理评价等职责和任务。县(区)结核病防治机构履行了肺结核患者诊断、治疗和管理的职能。乡级防保机构落实专职人员,开展结核病宣传、患者转诊、化疗督导,指导村级开展查治工作。村级卫生机构落实人员,及时发现疑似结核病患者,并做好转诊,具体落实结核病患者的全程督导化疗。各级各类医疗卫生机构积极配合当地结核病防治机构,在肺结核患者的发现、登记、报告、转诊及危重患者抢救中发挥了重要的作用。

各地认真组织实施世界卫生组织倡导的现代结核病控制策略和措施,以因症就诊为主要方式,痰检查为主要手段,积极发现传染性肺结核患者。全市所有定点医院均开展了痰培养,部分定点医院结合实际开展了纤支镜操作和结核分枝杆菌 DNA 检测等新的方式,加大了患者耐药筛查力度。

(五)注重重点人群和场所的结核病防治工作

一是为流动人口结核病患者提供与本地户籍人员均等化的结核病防治服务,即享受国家对肺结核的免费政策和治疗管理服务,对转入转出的患者及时联系转入转出地,并及时反馈信息,让流动人口肺结核患者充分感受到党和政府的温暖,流动人口患者的治愈率也始终保持在 85% 以上。二是 TB/HIV 双重感染防治常态化开展。襄阳市 HIV 流行的重点地市,有重点流行县(区)四个,2016 年以来,市、县两级结防机构与艾防机构密切配合,

每年至少对可随访的HIV阳性患者进行一次PPD试验/胸透等肺结核筛查服务,对发现的肺结核患者动员其进行HIV抗体筛查并规范转介,五年来,全市HIV感染者结核病的筛查率达99.3％,所有县(区)结核病患者HIV筛查率高于90％。三是学校结核病疫情处置规范。各地严格按照国家和省、市关于加强学校结核病防治工作的文件精神,通过召开专题会、举办培训班等形式开展学校结核病防治工作。各地结核病防治机构固定专人对学校结核病疫情进行监测,面对疫情,教育和卫生健康行政部门通力合作,在积极救治患者的同时,创造条件,最大限度确保患病学生的学业少受影响,同时做好患病学生家长的安抚工作,避免了不安定的因素发生,在2019年全市结核病筛查中,各体检单位与学校积极配合,及时准确地完成了筛查任务,市直发现肺结核患者27例,及时发现并排除了疫情隐患。为完善预警提醒机制,市结核病防治院对学校预警提醒和处置的流程进一步细化,疫情处置流程落实到责任人。首创使用"学校疫情报告处置单",规范了预警、处置程序,确保了疫情预警及时发现、流调筛查及时到位。对确诊的学生肺结核患者进行了住院或门诊治疗,并做好心理安抚和治疗期间的健康教育工作。四是"三无"人员结核病防治工作。该项工作已常态化进行,建立了院内"三无"人员救治服务机制,提高了结防工作的影响力和美誉度。截至2020年共为6位"三无"肺结核患者提供住院治疗服务,参与救助站结核病会诊4次,共为院外治疗"三无"结核病患者送药近10人次,保证了"三无"结核病患者的规范治疗和治疗效果。另外,市结核病防治院还在看守所、强制戒毒所开展结核病防治工作,取得了一定成效。

(六)结核病健康教育工作不断创新,深入推进

近年来,各地深入开展结核病健康教育工作,宣传教育活动领域和方式不断拓展,结核病防治氛围日益浓厚。市结核病防治院与市科协、有关中小学建立了良好的合作关系,在世界防治结核病日开展招募结核病宣传志愿者、结核病防治科技大篷车进校园、学校结核病健康讲座等活动。南漳县在每年的世界防治结核病日邀请政府领导作电视讲话,提高了结核病防治工作的影响力;南漳县在2018年承办了省级的世界防治结核病日活动,全市各级结防机构开展结防志愿者招募、发放宣传单及举办结防知识讲座等活动,还制作发放印有结防知识的购物袋,深受广大群众的喜爱。枣阳市、宜城市在当地电视台、政府网站就结核病疫情形势、基础知识及免费政策进行了宣传。市结核病防治院开展健康进社区活动,对社区居民进行结核病义诊宣传。襄州区、宜城市等地也都开展了丰富多彩的结核病防治宣传活动,收到了较好的效果。

第六节
鄂州市"十三五"结核病防治规划实施核心信息

一、基本情况

(一)行政区划、人口和经济

行政区划、人口和经济情况见表7-46。

表 7-46　全市(州)行政区划、人口和经济情况

鄂州市	基本信息	数量
行政区划	县(区)数	3
人口	人口总数/万	107.94
	0~14 岁人口数/万	19.43
	65 岁及以上人口数/万	14.71
	流动人口数/万	16.59
经济	人均 GDP/元	107700
	城镇居民人均可支配收入/元	38317
	农村居民人均可支配收入/元	21479

注:1.行政区划来源于 2020 年统计年鉴;2.人口数来源于 2020 年第七次人口普查统计;3.经济来源于国民经济和社会发展统计公报。

(二)结核病防治服务体系

1. 结核病防治机构　结核病防治机构见表 7-47。

表 7-47　市(州)和县(区)结核病防治机构数量及类型分布

区划级别	数量	类型		
		疾控中心	独立结防所	院所合一
市(州)级	1	1	—	—
县(区)级	—	—	—	—

2. 定点医疗机构　定点医疗机构见表 7-48。

表 7-48　市(州)和县(区)定点医疗机构数量及类型分布

区划级别	数量	类型					
		专科医院	综合医院	传染病医院	疾控中心	结防院所	基层医疗卫生机构
市(州)级	1	—	1	—	—	—	—
县(区)级	—	—	—	—	—	—	—

(三)专项经费投入

2016—2020 年不同来源的经费投入情况见表 7-49。

表 7-49　2016—2020 年不同来源的经费投入情况

年份	中央转移支付/万元	地方政府投入			
		市(州)级/万元	县(区)级/万元	小计/万元	市县人均经费投入/元
2016	50	10	0	10	0.09
2017	48	10	0	10	0.09
2018	84	10	0	10	0.09
2019	65	20	0	20	0.19

续表

年份	中央转移支付/万元	地方政府投入			
		市(州)级/万元	县(区)级/万元	小计/万元	市县人均经费投入/元
2020	83	14	0	14	0.13
合计	330	64	0	64	0.12

二、肺结核报告发病情况

肺结核报告发病情况见表 7-50。

表 7-50　2016—2020 年肺结核报告发病情况

年份	报告发病数	占全省比例/(%)	报告发病率/(1/ 10 万)	报告发病率全省顺位
2016	610	1.40	57.57	16
2017	578	1.44	54.09	16
2018	667	1.78	61.94	8
2019	641	1.75	59.48	7
2020	532	1.70	50.20	9

注:来源于网络直报系统。

三、普通肺结核患者发现和纳入治疗情况

(1)普通肺结核患者登记情况见表 7-51。

表 7-51　普通肺结核患者登记情况

年份	活动性肺结核				肺结核登记率/(1/ 10 万)	病原学阳性患者占比/(%)
	病原学阳性	病原学检查或无病原学结果	结核性胸膜炎	小计		
2016	182	423	18	623	58.80	29.21
2017	163	424	34	621	58.12	26.25
2018	213	429	14	656	60.92	32.47
2019	280	371	8	659	61.15	42.49
2020	285	255	1	541	51.05	52.68
合计	1123	1902	75	3100	58.03	36.23

注:来源于结核病专报系统。

(2)普通肺结核患者治疗情况见表 7-52。

表 7-52　普通肺结核患者治疗情况

年份	活动性肺结核患者			病原学阳性患者		
	分子	分母	成功治疗率/(%)	分子	分母	成功治疗率/(%)
2016	593	617	96.11	143	152	94.08

续表

年份	活动性肺结核患者			病原学阳性患者		
	分子	分母	成功治疗率/(%)	分子	分母	成功治疗率/(%)
2017	588	609	96.55	121	129	93.80
2018	630	646	97.52	164	174	94.25
2019	637	654	97.40	231	242	95.45

注:来源于结核病专报系统。

四、耐药筛查、发现和纳入治疗情况

耐药患者筛查和治疗情况见表7-53。

表7-53 耐药患者筛查和治疗情况

年份	耐药筛查		耐药患者数	纳入治疗	
	高危人群筛查率/(%)	新病原学阳性筛查率/(%)		治疗患者数	纳入治疗率/(%)
2016	40.00	0.82	5	4	80.00
2017	13.16	3.03	8	7	87.50
2018	44.44	13.46	9	9	100.00
2019	82.93	44.49	8	8	100.00
2020	100.00	85.12	12	12	100.00

注:来源于结核病专报系统。

五、"十三五"《规划》指标完成情况

"十三五"《规划》结核病指标完成情况见表7-54。

表7-54 "十三五"《规划》结核病指标完成情况

序号	指标名称	目标值	完成值
1	报告肺结核患者和疑似肺结核患者的总体到位率	95%	98.92%
2	病原学检查阳性肺结核患者的密切接触者筛查率	95%	100%
3	肺结核患者病原学阳性率	50%	52.78%
4	肺结核患者成功治疗率	90%	96.63%
5	耐多药肺结核高危人群耐药筛查率	95%	100%
6	基层医疗卫生机构肺结核患者规范管理率	90%	99.85%
7	艾滋病病毒感染者的结核病检查率	90%	97.72%
8	公众结核病防治核心知识知晓率	85%	88.17%
9	市(州)级定点医疗机构具备开展药敏试验、菌种鉴定和结核病分子生物学诊断能力的比例	100%	100%
10	县(区)级定点医疗机构具备痰涂片与痰培养能力的比例	100%	100%
11	县(区)级具备开展结核病分子生物学诊断能力的比例	80%	100%

六、工作亮点及创新点

(一)加强政府领导,健全管理机制

五年来,市委、市政府本着对人民群众健康高度负责的态度,加强了结核病防治工作的组织领导,将结核病防治工作纳入全市国民经济和社会发展规划,出台贫困群体结核病兜底救助政策,提高医保报销比例和额度,并将结核病防治工作纳入政府卫生目标管理考核内容。同时健全了全市联防联控工作机制,明确部门分工,协同做好结核病防治工作,促进了结核病防治工作的可持续发展。

(二)明确部门职责,加强防治合作

五年来,各职能部门充分发挥各自优势制定出符合我市实际的结核病防治政策,促进了我市结核病防治工作的开展。卫生行政部门加强了结核病防治工作的监督管理,将结核病防治纳入卫生发展规划,作为重点疾病加以控制。发展改革部门按照基本建设分级管理原则,加强结核病防治机构能力建设,加大了对定点医院建设投入力度。财政部门加强并合理安排结核病防治专项资金投入,加强资金监管。教育部门协同卫生部门加强了学校结核病防治工作,杜绝了我市各级各类学校发生结核病聚集性疫情。同时,卫生行政部门协同公安和司法部门,对看守所、拘留所等场所的被监管人员及戒毒康复场所的戒毒人员开展结核病健康教育,对被监管人员开展结核病定期检测,落实了被监管结核病患者免费抗结核药物治疗及管理措施。民政部门加大了对贫困结核病患者的救助力度,按规定将符合条件的贫困结核病患者纳入低保,提供医疗救助,对符合兜底政策的结核病患者给予了全部免费治疗。人力资源社会保障、卫生部门会同财政部门完善了我市结核病患者医保政策,逐步提高报销比例,减轻了患者负担。红十字会等社会团体为贫困结核病患者提供人道主义救助,开展健康教育和人道关爱活动。总之,各职能部门都加强了结核病防治工作的协同配合,促进了我市结核病防治工作的开展。

(三)创新工作机制,完善服务体系,提高防治能力

我市自2014年4月中旬起,市疾控中心将结核病诊疗职能移交定点医院(市三医院)。为顺利交接,结核病防治所加强了对定点医院相关工作人员的培训和轮训,交接之后结核病防治所基本上每天都派人前往指导工作,做到了"两个到位,一个及时",即人员到位、指导到位、沟通及时,为我市结核病防治工作的正常开展打下了坚实的基础。目前,我市新的医防合作模式正有效运行,各级各类医疗机构负责肺结核患者疫情报告,并将其转诊至市级定点医院,定点医院负责对肺结核患者进行登记、诊断和治疗。同时,我市加强了基层医疗卫生机构结核病防治工作职能,落实登记报告、转诊、协助追踪肺结核患者制度,加强了对结核病患者治疗的督导管理。从近五年的工作实践来看,我们已经建立了在市卫健委领导下的疾控中心负责规划管理、定点医院负责诊疗管理、其他医院负责疫情报告转诊及基层医疗卫生机构负责疫情报告、督导管理和追踪的新的医防合作模式,提高了结核病防治服务能力。

(四)保障经费投入,落实防治措施

五年来,我市进一步完善"政府投入为主、分级负责、多渠道筹资"的经费投入机制,将结核病防治经费纳入政府财政预算,基本保障了患者发现、治疗管理、疫情监测、培训、督导、宣传教育等防治措施的落实和可持续发展。

(五)完善保障政策,减轻患者负担

五年来,在执行国家现行结核病免费诊疗政策的基础上,我市根据实际逐步扩大免费诊疗服务和医保报销比例及额度。在 2011 年、2013 年、2014 年政策基础上,2017 年市物价局、市卫计委、市人社局联合出台《关于推进公立医院按病种收付费工作的通知》[鄂州价(2017)79 号],进一步减轻了结核病患者的负担。

(六)保障药品供应,规范药品管理

五年来,我们进一步推广抗结核固定剂量复合制剂的使用,加强和规范了二线抗结核药物的使用,保证了抗结核药物的质量和不间断供应。

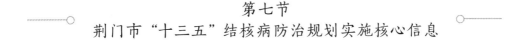

第七节
荆门市"十三五"结核病防治规划实施核心信息

一、基本情况

(一)行政区划、人口和经济

行政区划、人口和经济情况见表 7-55。

表 7-55　全市(州)行政区划、人口和经济情况

荆门市	基本信息	数量
行政区划	县(区)数	5
人口	人口总数/万	259.69
	0～14 岁人口数/万	35.20
	65 岁及以上人口数/万	41.96
	流动人口数/万	67.88
经济	人均 GDP/元	70162
	城镇居民人均可支配收入/元	35958
	农村居民人均可支配收入/元	19980

注:1.行政区划来源于 2020 年统计年鉴;2.人口数来源于 2020 年第七次人口普查统计;3.经济来源于国民经济和社会发展统计公报。

(二)结核病防治服务体系

1.结核病防治机构　结核病防治机构见表 7-56。

表 7-56　市(州)和县(区)结核病防治机构数量及类型分布

区划级别	数量	类型		
		疾控中心	独立结防所	院所合一
市(州)级	1	1	—	—
县(区)级	3	3	—	—

2.定点医疗机构　定点医疗机构见表 7-57。

表 7-57　市(州)和县(区)定点医疗机构数量及类型分布

区划 级别	数量	类型					
		专科 医院	综合 医院	传染病 医院	疾控 中心	结防 院所	基层医疗 卫生机构
市(州)级	1	—	1	—	—	—	—
县(区)级	3	—	3	—	—	—	—

(三)专项经费投入

2016—2020 年不同来源的经费投入情况见表 7-58。

表 7-58　2016—2020 年不同来源的经费投入情况

年份	中央转移 支付/万元	地方政府投入			
		市(州)级/万元	县(区)级/万元	小计/万元	市县人均经费投入/元
2016	142	10	18.8	28.8	0.10
2017	144	10	19.4	29.4	0.10
2018	231	10	13.9	23.9	0.08
2019	218	32	68	100	0.35
2020	198	15	10.4	25.4	0.09
合计	933	77	130.5	207.5	0.14

二、肺结核报告发病情况

肺结核报告发病情况见表 7-59。

表 7-59　2016—2020 年肺结核报告发病情况

年份	报告发病数	占全省比例/(%)	报告发病率/(1/10 万)	报告发病率全省顺位
2016	2188	5.01	75.54	6
2017	1825	4.54	62.90	11
2018	1376	3.67	47.42	16
2019	1401	3.83	48.37	14
2020	1213	3.87	41.86	14

注:来源于网络直报系统。

三、普通肺结核患者发现和纳入治疗情况

(1)普通肺结核患者登记情况见表 7-60。

表 7-60　普通肺结核患者登记情况

年份	活动性肺结核				肺结核登记 率/(1/10 万)	病原学阳性 患者占比/(%)
	病原学阳性	病原学检查或 无病原学结果	结核性胸膜炎	小计		
2016	1013	1226	0	2239	77.31	45.24

年份	活动性肺结核				肺结核登记率/(1/10万)	病原学阳性患者占比/(%)
	病原学阳性	病原学检查或无病原学结果	结核性胸膜炎	小计		
2017	815	1029	4	1848	63.70	44.10
2018	491	889	118	1498	51.63	32.78
2019	683	689	111	1483	51.20	46.06
2020	602	568	108	1278	44.11	47.10
合计	3604	4401	341	8346	57.59	43.18

注:来源于结核病专报系统。

(2)普通肺结核患者治疗情况见表 7-61。

表 7-61 普通肺结核患者治疗情况

年份	活动性肺结核患者			病原学阳性患者		
	分子	分母	成功治疗率/(%)	分子	分母	成功治疗率/(%)
2016	2160	2223	97.17	808	827	97.70
2017	1777	1827	97.26	624	636	98.11
2018	1374	1451	94.69	360	384	93.75
2019	1325	1424	93.05	494	544	90.81

注:来源于结核病专报系统。

四、耐药筛查、发现和纳入治疗情况

耐药患者筛查和治疗情况见表 7-62。

表 7-62 耐药患者筛查和治疗情况

年份	耐药筛查		耐药患者数	纳入治疗	
	高危人群筛查率/(%)	新病原学阳性筛查率/(%)		治疗患者数	纳入治疗率/(%)
2016	5.66	2.10	1	0	0
2017	16.98	3.08	5	2	40.00
2018	80.00	54.11	16	12	75.00
2019	96.77	96.48	27	19	70.37
2020	100.00	99.14	18	16	88.89

注:来源于结核病专报系统。

五、"十三五"《规划》指标完成情况

"十三五"《规划》结核病指标完成情况见表 7-63。

表 7-63 "十三五"《规划》结核病指标完成情况

序号	指标名称	目标值	完成值
1	报告肺结核患者和疑似肺结核患者的总体到位率	95％	97.34％
2	病原学检查阳性肺结核患者的密切接触者筛查率	95％	100％
3	肺结核患者病原学阳性率	50％	51.45％
4	肺结核患者成功治疗率	90％	94.73％
5	耐多药肺结核高危人群耐药筛查率	95％	100％
6	基层医疗卫生机构肺结核患者规范管理率	90％	95.44％
7	艾滋病病毒感染者的结核病检查率	90％	88.13％
8	公众结核病防治核心知识知晓率	85％	88.00％
9	市(州)级定点医疗机构具备开展药敏试验、菌种鉴定和结核病分子生物学诊断能力的比例	100％	100％
10	县(区)级定点医疗机构具备痰涂片与痰培养能力的比例	100％	100％
11	县(区)级具备开展结核病分子生物学诊断能力的比例	80％	100％

六、工作亮点及创新点

(一)医疗保障政策方面

在"十三五"期间,我市加大肺结核患者救治力度,市人社局出台了《关于规范全市基本医疗保险特殊慢性病门诊医疗管理的通知》(荆人社〔2017〕20 号),将肺结核纳入特殊慢性病门诊医疗管理范围内,县(区)级及以上肺结核定点救治医疗机构确诊的需规范抗结核治疗的患者均可向参保地医保经办机构提交相关资料,申请享受特殊慢性病门诊医疗保障政策;把部分抗结核药、抗肝肾损害药、护胃药及相关门诊检查等纳入报销范围,普通肺结核医疗费用限(定)额标准为 700 元/月,耐多药肺结核为 1200 元/月。肺结核住院患者医疗费用报销比例按照《关于印发荆门市基本医疗保险实施办法的通知》(荆政发〔2017〕25 号)和《市人民政府关于印发荆门市做实城乡居民基本医疗保险市级统筹办法(试行)的通知》(荆政发〔2020〕6 号)要求执行。

(二)健康管理服务方面

自 2016 年起,我市将肺结核患者纳入基本公共卫生服务项目,按照《国家基本公共卫生服务规范(第三版)》要求,由基层医疗卫生机构为辖区内确诊的常住肺结核患者提供入户随访、健康体检、督导服药、结案评估等服务,进一步完善肺结核患者健康管理体系,实现了肺结核患者从发现报告到居家规范治疗的全过程健康管理。2017 年,我市出台了《关于印发〈荆门市家庭医生签约服务管理规范(试行)〉的通知》(荆卫生计生通〔2017〕51 号)和《关于在全市启动开展家庭医生签约个性化服务工作的通知》(荆卫生计生发〔2017〕12 号)等文件,将肺结核患者纳入家庭医生签约服务团队管理对象,由家庭医生签约服务团队提供基本公共卫生服务和基本医疗服务;参加个性化签约服务的肺结核患者,可享受包含血常规、尿常规、胸片、心电图、艾滋病抗体初筛等服务的个性化签约服务包,服务包费用由居民个人(20元)、基本医保资金(200元)和签约服务机构(32.4元)三者共同承担。2020年,我市基层医疗卫生机构肺结核患者规范管理率达到97.28%。

(三)防治措施落实方面

一是强化了联防联控机制。市卫健委、市委宣传部、市发改委、市教育局等13个部门联合印发了《荆门市结核病防治行动计划(2018—2020年)》,明确了政府领导、部门合作、全社会协同、大众参与的结核病防治机制,进一步加强结核病防治工作;加强与教育部门沟通协调,联合制定了《荆门市学校和托幼机构传染病防控工作规范(2019版)》《关于进一步加强学校结核病防控工作的通知》等一系列文件,从症状监测、结核病筛查、疫情报告与处置、措施执行、健康宣教等方面,明确学校结核病防控工作内容,严格落实学校结核病防控工作。二是规范了结核病患者诊疗机构。2018年,我市将市疾控中心结核病诊疗职能整体移交至荆门市第一人民医院,确定荆门市第一人民医院为市直结核病定点救治医疗机构及全市唯一的耐多药和疑难重症肺结核诊疗机构,钟祥市人民医院、京山市人民医院和沙洋县人民医院为县(区)级结核病定点救治医疗机构,明确了疾控机构肺结核管理职能,理顺结核病患者就诊途径。三是加大了学生结核病筛查力度。制定了《荆门市学校结核病筛查工作方案》,常态化开展新入学学生结核病筛查工作,同时建议教育机构将结核病筛查纳入教职工每年常规体检,提高学校结核病疫情监测敏感性。2020年,全市共筛查学生80019人,其中初高中、职高及大学入学新生应筛查49209人,实际筛查49010人,筛查率为99.60%。四是提升了结核病防治工作质量。2018—2019年,我市连续两年开展结核病防治工作专项整治行动,对工作开展情况实行"一月一清查、一月一反馈",强化结核病疫情监控与评价、数据分析,发现问题及时通报并督促整改。五是扩大了结核病宣传影响力。以"世界防治结核病日"为契机,持续开展结核病宣传活动,每年通过《荆门日报》《荆门晚报》等报纸健康专版发表结核病科普类文章,利用电视台、广播电台健康类访谈节目宣传结核病防治知识,以抖音短视频、微信公众号等新媒体为载体推送结核病健康教育内容,全方位、多维度开展宣传工作。同时,积极吸纳志愿者扩大结核病防治宣传覆盖面;2020年,志愿者龚秋果因在"2019年度百千万志愿者结核病防治知识传播"活动中表现突出,被中国疾病预防控制中心、中国健康教育中心评为"结核病防治知识传播活动志愿宣传员"称号。

第八节
孝感市"十三五"结核病防治规划实施核心信息

一、基本情况

(一)行政区划、人口和经济

行政区划、人口和经济情况见表7-64。

表7-64　全市(州)行政区划、人口和经济情况

孝感市	基本信息	数量
行政区划	县(区)数	7

孝感市	基本信息	数量
人口	人口总数/万	427.04
	0～14 岁人口数/万	71.55
	65 岁及以上人口数/万	64.44
	流动人口数/万	95.97
经济	人均 GDP/元	44600
	城镇居民人均可支配收入/元	35374
	农村居民人均可支配收入/元	17090

注:1.行政区划来源于 2020 年统计年鉴;2.人口数来源于 2020 年第七次人口普查统计;3.经济来源于国民经济和社会发展统计公报。

(二)结核病防治服务体系

1.结核病防治机构 结核病防治机构见表 7-65。

表 7-65 市(州)和县(区)结核病防治机构数量及类型分布

区划级别	数量	类型		
		疾控中心	独立结防所	院所合一
市(州)级	1	—	1	—
县(区)级	6	6	—	—

2.定点医疗机构 定点医疗机构见表 7-66。

表 7-66 市(州)和县(区)定点医疗机构数量及类型分布

区划级别	数量	类型					
		专科医院	综合医院	传染病医院	疾控中心	结防院所	基层医疗卫生机构
市(州)级	1	1	—	—	—	—	—
县(区)级	6	—	6	—	—	—	—

(三)专项经费投入

2016—2020 年不同来源的经费投入情况见表 7-67。

表 7-67 2016—2020 年不同来源的经费投入情况

年份	中央转移支付/万元	地方政府投入			
		市(州)级/万元	县(区)级/万元	小计/万元	市县人均经费投入/元
2016	86	26.7	89	115.7	0.53
2017	68	26.7	103.8	130.5	0.59
2018	172	26.7	99.5	126.2	0.57
2019	124	26.7	91.5	118.2	0.53
2020	118	26.7	86.6	113.3	0.51
合计	568	133.5	470.4	603.9	0.55

二、肺结核报告发病情况

肺结核报告发病情况见表 7-68。

表 7-68　2016—2020 年肺结核报告发病情况

年份	报告发病数	占全省比例/(%)	报告发病率/(1/10 万)	报告发病率全省顺位
2016	3334	7.63	68.35	9
2017	3154	7.84	64.31	10
2018	2850	7.61	57.99	9
2019	2355	6.43	47.87	15
2020	2018	6.44	41.01	15

注:来源于网络直报系统。

三、普通肺结核患者发现和纳入治疗情况

(1)普通肺结核患者登记情况见表 7-69。

表 7-69　普通肺结核患者登记情况

年份	活动性肺结核				肺结核登记率/(1/10 万)	病原学阳性患者占比/(%)
	病原学阳性	病原学检查或无病原学结果	结核性胸膜炎	小计		
2016	1532	1560	0	3092	63.39	49.55
2017	1407	1518	4	2929	59.72	48.04
2018	1028	1567	21	2616	53.22	39.30
2019	1117	1155	32	2304	46.83	48.48
2020	966	1032	19	2017	40.99	47.89
合计	6050	6832	76	12958	52.81	46.69

注:来源于结核病专报系统。

(2)普通肺结核患者治疗情况见表 7-70。

表 7-70　普通肺结核患者治疗情况

年份	活动性肺结核患者			病原学阳性患者		
	分子	分母	成功治疗率/(%)	分子	分母	成功治疗率/(%)
2016	2991	3080	97.11	1254	1304	96.17
2017	2845	2923	97.33	1124	1169	96.15
2018	2528	2600	97.23	834	859	97.09
2019	2225	2286	97.33	915	937	97.65

注:来源于结核病专报系统。

四、耐药筛查、发现和纳入治疗情况

耐药患者筛查和治疗情况见表 7-71。

表 7-71 耐药患者筛查和治疗情况

年份	耐药筛查		耐药患者数	纳入治疗	
	高危人群筛查率/(%)	新病原学阳性筛查率/(%)		治疗患者数	纳入治疗率/(%)
2016	93.53	22.13	4	4	100.00
2017	81.94	27.53	7	7	100.00
2018	94.08	70.54	18	18	100.00
2019	86.96	90.55	41	37	90.24
2020	98.00	96.99	23	20	86.96

注:来源于结核病专报系统。

五、"十三五"《规划》指标完成情况

"十三五"《规划》结核病指标完成情况见表7-72。

表 7-72 "十三五"《规划》结核病指标完成情况

序号	指标名称	目标值	完成值
1	报告肺结核患者和疑似肺结核患者的总体到位率	95%	98.04%
2	病原学检查阳性肺结核患者的密切接触者筛查率	95%	100%
3	肺结核患者病原学阳性率	50%	48.35%
4	肺结核患者成功治疗率	90%	98.30%
5	耐多药肺结核高危人群耐药筛查率	95%	98.00%
6	基层医疗卫生机构肺结核患者规范管理率	90%	97.01%
7	艾滋病病毒感染者的结核病检查率	90%	91.09%
8	公众结核病防治核心知识知晓率	85%	43.96%
9	市(州)级定点医疗机构具备开展药敏试验、菌种鉴定和结核病分子生物学诊断能力的比例	100%	100%
10	县(区)级定点医疗机构具备痰涂片与痰培养能力的比例	100%	100%
11	县(区)级具备开展结核病分子生物学诊断能力的比例	80%	100%

六、工作亮点及创新点

孝感市"十三五"结核病防治规划工作在患者发现、治疗、管理和全民结核病健康促进等方面有以下亮点。

(一)患者发现和管理工作得到加强

《规划》期间对所有疑似肺结核患者都提供免费拍片和免费痰涂片检查,共发现肺结核患者12958例,其中,病原学阳性6050例,病原学阴性6908例。对诊断的肺结核患者都提供免费抗结核药治疗和全程督导管理。

(二)患者成功治疗率达到了国家要求

2016年至2020年,病原学阳性肺结核患者6050例,治愈5752例,治愈率达95.07%;病原学阴性患者6908例,完成治疗6769例,完成治疗率达97.99%。

(三)结核病防治队伍的整体素质得到了加强

全市结核病防治人员数量由116人增加到126人,具有大专和本科学历的业务人员由34人增加到46人,其构成比由29.3%上升到36.5%;中高级职称业务人员由48人增加到63人,其构成比由41.4%上升到50.0%;每个结核病防治机构都培养出了在当地颇具影响的业务带头人。

(四)实现了"三位一体"结核病服务模式改革,结核病诊断、治疗质量得到提升

全市2018年整体实现了"三位一体"结核病服务模式改革,结核病诊断、治疗工作由原来的县(区)疾控中心整体移交到县(区)第一人民医院,结核病诊断、治疗工作质量得到提升。

(五)居民防治结核病意识和能力得到增强

每年形式多样的"3·24世界防治结核病日"健康教育活动,结合常年电视宣传、报刊宣传、传单宣传、固定标语宣传、学校宣传,在一定程度上增强了广大居民防治结核病的意识和能力,为结核病防治工作的可持续发展奠定了较好的群众基础。

(六)免费政策的实施加深了群众对党和政府的热爱

免费检查、免费治疗、免费管理政策的落实,像春风一样将党和政府的温暖送入广大患者的心窝,加深了广大群众对党和政府的热爱之情,加强了党、政府和人民群众的血肉联系,促进了孝感社会和谐与社会稳定。

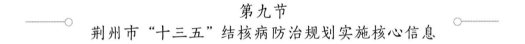

第九节
荆州市"十三五"结核病防治规划实施核心信息

一、基本情况

(一)行政区划、人口和经济

行政区划、人口和经济情况见表7-73。

表7-73　全市(州)行政区划、人口和经济情况

荆州市	基本信息	数量
行政区划	县(区)数	9
人口	人口总数/万	523.1
	0~14岁人口数/万	74.2
	65岁及以上人口数/万	53.9
	流动人口数/万	114.06

续表

荆州市	基本信息	数量
经济	人均GDP/元	48105
	城镇居民人均可支配收入/元	35910
	农村居民人均可支配收入/元	18893

注:1.行政区划来源于2020年统计年鉴;2.人口数来源于2020年第七次人口普查统计;3.经济来源于国民经济和社会发展统计公报。

(二)结核病防治服务体系

1.结核病防治机构 结核病防治机构见表7-74。

表7-74 市(州)和县(区)结核病防治机构数量及类型分布

区划级别	数量	类型		
		疾控中心	独立结防所	院所合一
市(州)级	1	—	—	1
县(区)级	6	6	—	—

2.定点医疗机构 定点医疗机构见表7-75。

表7-75 市(州)和县(区)定点医疗机构数量及类型分布

区划级别	数量	类型					
		专科医院	综合医院	传染病医院	疾控中心	结防院所	基层医疗卫生机构
市(州)级	1	1	—	—	—	—	—
县(区)级	5	—	5	—	—	—	—

(三)专项经费投入

2016—2020年不同来源的经费投入情况见表7-76。

表7-76 2016—2020年不同来源的经费投入情况

年份	中央转移支付/万元	地方政府投入				市县人均经费投入/元
		市(州)级/万元	县(区)级/万元	小计/万元		
2016	253	20	76.7	96.7		0.20
2017	231	20	89.7	109.7		0.22
2018	397	20	77	97		0.20
2019	278	20	95.8	115.8		0.24
2020	293	20	73.7	93.7		0.19
合计	1452	100	412.9	512.9		0.21

二、肺结核报告发病情况

肺结核报告发病情况见表7-77。

表 7-77 2016—2020 年肺结核报告发病情况

年份	报告发病数	占全省比例/(%)	报告发病率/(1/10 万)	报告发病率全省顺位
2016	4690	10.73	82.20	4
2017	3767	9.37	66.11	9
2018	3730	9.95	66.11	5
2019	3332	9.10	59.60	6
2020	2841	9.07	51.00	8

注:来源于网络直报系统。

三、普通肺结核患者发现和纳入治疗情况

(1)普通肺结核患者登记情况见表 7-78。

表 7-78 普通肺结核患者登记情况

年份	活动性肺结核				肺结核登记率/(1/10 万)	病原学阳性患者占比/(%)
	病原学阳性	病原学检查或无病原学结果	结核性胸膜炎	小计		
2016	1500	2852	0	4352	76.27	34.47
2017	793	2735	37	3565	62.57	22.24
2018	1247	2074	65	3386	60.02	36.83
2019	1678	1429	77	3184	56.96	52.70
2020	1577	1078	125	2780	49.91	56.73
合计	6795	10168	304	17267	61.22	39.35

注:来源于结核病专报系统。

(2)普通肺结核患者治疗情况见表 7-79。

表 7-79 普通肺结核患者治疗情况

年份	活动性肺结核患者			病原学阳性患者		
	分子	分母	成功治疗率/(%)	分子	分母	成功治疗率/(%)
2016	4248	4324	98.24	1338	1366	97.95
2017	3412	3505	97.35	622	646	96.28
2018	3177	3308	96.04	1020	1073	95.06
2019	3046	3121	97.60	1446	1482	97.57

注:来源于结核病专报系统。

四、耐药筛查、发现和纳入治疗情况

耐药患者筛查和治疗情况见表 7-80。

表 7-80　耐药患者筛查和治疗情况

年份	耐药筛查		耐药患者数	纳入治疗	
	高危人群筛查率/(%)	新病原学阳性筛查率/(%)		治疗患者数	纳入治疗率/(%)
2016	52.59	3.79	60	45	75.00
2017	55.63	32.58	71	51	71.83
2018	67.16	51.97	89	73	82.02
2019	94.48	84.25	105	86	81.90
2020	100.00	92.10	75	66	88.00

注:来源于结核病专报系统。

五、"十三五"《规划》指标完成情况

"十三五"《规划》结核病指标完成情况见表 7-81。

表 7-81　"十三五"《规划》结核病指标完成情况

序号	指标名称	目标值	完成值
1	报告肺结核患者和疑似肺结核患者的总体到位率	95%	96.12%
2	病原学检查阳性肺结核患者的密切接触者筛查率	95%	99.33%
3	肺结核患者病原学阳性率	50%	59.40%
4	肺结核患者成功治疗率	90%	97.31%
5	耐多药肺结核高危人群耐药筛查率	95%	100%
6	基层医疗卫生机构肺结核患者规范管理率	90%	98.39%
7	艾滋病病毒感染者的结核病检查率	90%	99.81%
8	公众结核病防治核心知识知晓率	85%	—
9	市(州)级定点医疗机构具备开展药敏试验、菌种鉴定和结核病分子生物学诊断能力的比例	100%	100%
10	县(区)级定点医疗机构具备痰涂片与痰培养能力的比例	100%	100%
11	县(区)级具备开展结核病分子生物学诊断能力的比例	80%	100%

六、工作亮点及创新点

(一)提升结核病医保政策

将耐多药肺结核门诊纳入特殊重症慢性病管理,居民医保报销 70%,职工医保报销 90%,无限额。将普通肺结核门诊纳入普通重症慢性病管理,居民医保报销 50%,职工医保报销 70%,限额 200 元。

(二)制定救助政策

农村五保对象经医保后自付部分,医疗救助基金承担 100%。城乡低保对象、重度残疾人、其他经县级人民政府批准的救助对象患者,经医保后自付部分,医疗救助基金承

担 70%。

(三)加强患者发现

对辖区内 65 岁及以上的老年人和糖尿病患者等高风险人群主动开展症状筛查。每年对重点人群开展健康教育,组织专家和志愿者深入社区、学校、企业、农村、看守所等重点场所开展结核病防治健康知识巡讲。对学生结核病开展实时监测,及时开展密切接触者筛查。

(四)开展耐多药肺结核短程标准化疗试点项目

为耐多药肺结核新的诊疗方案提供科学依据。

(五)开展肺结核最基本关怀服务包项目

制定标准肺结核患者关怀服务流程,为肺结核患者关怀工作提供经验。

(六)落实学校新生入学结核病体检工作

石首、江陵等地由财政出资为每年入学新生进行结核病筛查。公安、荆州、沙市、洪湖等地也采用协议自费的方式落实了新生入学结核病筛查。

(七)全市落实新技术推广工作

全市各县(区)都可以开展痰涂片、痰培养以及 Gene-Xpert 检测,此外市(州)级定点医院还可以开展菌种鉴定,一、二线药敏试验,溶解曲线等检查项目。

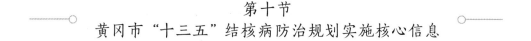

第十节
黄冈市"十三五"结核病防治规划实施核心信息

一、基本情况

(一)行政区划、人口和经济

行政区划、人口和经济情况见表 7-82。

表 7-82　全市(州)行政区划、人口和经济情况

黄冈市	基本信息	数量
行政区划	县(区)数	10
人口	人口总数/万	588.27
	0~14 岁人口数/万	113.23
	65 岁及以上人口数/万	91.85
	流动人口数/万	90.55
经济	人均 GDP/元	36880
	城镇居民人均可支配收入/元	30826
	农村居民人均可支配收入/元	14693

注:1.行政区划来源于 2020 年统计年鉴;2.人口数来源于 2020 年第七次人口普查统计;3.经济来源于国民经济和社会发展统计公报。

(二)结核病防治服务体系

1. 结核病防治机构　结核病防治机构见表7-83。

表7-83　市(州)和县(区)结核病防治机构数量及类型分布

区划级别	数量	类型		
		疾控中心	独立结防所	院所合一
市(州)级	1	—	—	1
县(区)级	9	9	—	—

2. 定点医疗机构　定点医疗机构见表7-84。

表7-84　市(州)和县(区)定点医疗机构数量及类型分布

区划级别	数量	类型					
		专科医院	综合医院	传染病医院	疾控中心	结防院所	基层医疗卫生机构
市(州)级	1	—	—	—	—	1	—
县(区)级	10	—	7	—	1	—	2

(三)专项经费投入

2016—2020年不同来源的经费投入情况见表7-85。

表7-85　2016—2020年不同来源的经费投入情况

年份	中央转移支付/万元	地方政府投入				市县人均经费投入/元
		市(州)级/万元	县(区)级/万元	小计/万元		
2016	253	10	80.50	90.50		0.16
2017	479	10	80.50	90.50		0.16
2018	449	10	82.50	92.50		0.16
2019	394	10	88.80	98.80		0.18
2020	538	10	88.80	98.80		0.18
合计	2113	50	421.10	471.10		0.17

二、肺结核报告发病情况

肺结核报告发病情况见表7-86。

表7-86　2016—2020年肺结核报告发病情况

年份	报告发病数	占全省比例/(%)	报告发病率/(1/10万)	报告发病率全省顺位
2016	5338	12.21	84.85	3
2017	4254	10.58	67.30	8
2018	3932	10.49	62.01	7
2019	3683	10.06	58.18	9

续表

年份	报告发病数	占全省比例/(%)	报告发病率/(1/10万)	报告发病率全省顺位
2020	3309	10.56	52.25	6

注:来源于网络直报系统。

三、普通肺结核患者发现和纳入治疗情况

(1)普通肺结核患者登记情况见表7-87。

表7-87 普通肺结核患者登记情况

年份	活动性肺结核				肺结核登记率/(1/10万)	病原学阳性患者占比/(%)
	病原学阳性	病原学检查或无病原学结果	结核性胸膜炎	小计		
2016	1855	3303	3	5161	82.04	35.94
2017	1093	3120	6	4219	66.75	25.91
2018	1141	2771	31	3943	62.18	28.94
2019	1270	2309	36	3615	57.11	35.13
2020	1425	1803	33	3261	51.49	43.70
合计	6784	13306	109	20199	63.89	33.59

注:来源于结核病专报系统。

(2)普通肺结核患者治疗情况见表7-88。

表7-88 普通肺结核患者治疗情况

年份	活动性肺结核患者			病原学阳性患者		
	分子	分母	成功治疗率/(%)	分子	分母	成功治疗率/(%)
2016	4968	5145	96.56	1448	1515	95.58
2017	4083	4189	97.47	900	930	96.77
2018	3776	3896	96.92	941	972	96.81
2019	3467	3553	97.58	1004	1054	95.26

注:来源于结核病专报系统。

四、耐药筛查、发现和纳入治疗情况

耐药患者筛查和治疗情况见表7-89。

表7-89 耐药患者筛查和治疗情况

年份	耐药筛查		耐药患者数	纳入治疗	
	高危人群筛查率/(%)	新病原学阳性筛查率/(%)		治疗患者数	纳入治疗率/(%)
2016	23.34	19.65	21	15	71.43
2017	60.61	60.22	32	13	40.63

年份	耐药筛查		耐药患者数	纳入治疗	
	高危人群筛查率/(%)	新病原学阳性筛查率/(%)		治疗患者数	纳入治疗率/(%)
2018	84.25	77.05	42	31	73.81
2019	87.78	73.71	74	50	67.57
2020	99.35	80.79	45	34	75.56

注:来源于结核病专报系统。

五、"十三五"《规划》指标完成情况

"十三五"《规划》结核病指标完成情况见表7-90。

表7-90 "十三五"《规划》结核病指标完成情况

序号	指标名称	目标值	完成值
1	报告肺结核患者和疑似肺结核患者的总体到位率	95%	98.20%
2	病原学检查阳性肺结核患者的密切接触者筛查率	95%	100%
3	肺结核患者病原学阳性率	50%	44.14%
4	肺结核患者成功治疗率	90%	98.48%
5	耐多药肺结核高危人群耐药筛查率	95%	99.35%
6	基层医疗卫生机构肺结核患者规范管理率	90%	93.75%
7	艾滋病病毒感染者的结核病检查率	90%	97.51%
8	公众结核病防治核心知识知晓率	85%	72.17%
9	市(州)级定点医疗机构具备开展药敏试验、菌种鉴定和结核病分子生物学诊断能力的比例	100%	100%
10	县(区)级定点医疗机构具备痰涂片与痰培养能力的比例	100%	100%
11	县(区)级具备开展结核病分子生物学诊断能力的比例	80%	100%

六、工作亮点及创新点

(一)争取领导重视,全面推进《规划》实施

市结核病防治院作为结核病控制项目的主要实施单位,积极争取各级领导重视。一是主动汇报《规划》工作进展情况,使领导及时掌握全市《规划》工作实施情况。二是请领导参加项目工作会议和各种宣传活动,出面协调解决实际工作中的重点和难点问题,从而达到事半功倍的效果。

(二)加强部门之间合作

《规划》实施期间,积极推进"三位一体"结核病服务模式的实施。为进一步规范国家基层公共卫生服务项目管理,切实提高全县(区)各级基层公共卫生服务项目工作人员的业务能力和服务质量,建立健全了新型的结核病防治服务体系——"疾控、定点医院、基层医疗

卫生机构"分工协作的"三位一体"结核病服务模式,使我市的患者发现有了较大的提高,为"十四五"项目任务及目标的完成打下了坚实的基础。

(三)全面开展健康促进与宣传活动

《规划》实施以来,各级行政主管部门多次发文,对《规划》工作的组织、安排和管理做出了明确具体的要求。充分利用网络、广播、电视、报刊、简报等形式广泛发动和宣传,以公众喜闻乐见的形式,积极充分发挥媒体的作用,扩大结核病防治宣传工作,拓展宣传的深度和广度。增进人民群众对国家政策的了解;宣传结核病防治知识,提高人民群众的自我保健能力。提高人民群众的思想认识,让广大群众了解结核病的危害性和防治工作的紧迫性,使我市的结核病防治深入人心,在较大程度上提高了广大群众结核病防治知识的知晓率。

(四)积极发现、治疗患者,降低我市疫情

五年来,我市发现并治疗活动性肺结核患者 20199 例,病原学阳性患者 6784 例,极大地减少了感染人数,通过治愈传染性患者减少了新发肺结核患者。提供免费检查和抗结核药品,以及各种针对结核病的医疗保险优惠政策,极大地减轻了结核病患者的经济负担,产生了良好的社会效益和经济效益。

(五)出台惠民政策,减轻患者负担

《规划》实施后,在我市各级政府地方配套资金没有足额保障的情况下,逐步完善国家的优惠政策,从部分减免到完全减免。黄冈市人民政府及相关机构部门陆续出台惠民政策,规范结核病报销政策。2017 年,黄冈市人民政府下发《关于印发黄冈市城乡居民基本医疗保险实施办法的通知(黄政发〔2017〕9 号)》,市物价局、市卫计委、市人社局共同下发《关于公布全市按病种收费标准的通知(黄价农医〔2017〕174 号)》,市人社局下发《关于黄冈市居民门诊统筹实施办法的通知》(黄人社发〔2017〕54 号),市人社局下发《关于印发〈黄冈市城乡居民基本医疗保险门诊特殊慢性病实施办法(试行)〉的通知》(黄人社发〔2017〕55 号)等系列文件,结合深化医药卫生体制改革带来的机遇,为结核病患者争取更多的有利政策。坚持"总额预付、过程管理、超支分担、结余留用"的原则,推进结核病单病种付费模式,将支付方式改革覆盖所有结核病诊疗机构。结合本地实际,做好单病种支付的预算和诊断治疗服务包的制定工作,确保患者得到有效诊治服务,控制过度医疗,减轻患者负担。

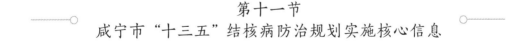

第十一节
咸宁市"十三五"结核病防治规划实施核心信息

一、基本情况

(一)行政区划、人口和经济

行政区划、人口和经济情况见表 7-91。

表 7-91　全市(州)行政区划、人口和经济情况

咸宁市	基本信息	数量
行政区划	县(区)数	6

续表

咸宁市	基本信息	数量
人口	人口总数/万	265.8316
	0~14 岁人口数/万	57.6978
	65 岁及以上人口数/万	33.0213
	流动人口数/万	61.8821
经济	人均 GDP/元	57354.73
	城镇居民人均可支配收入/元	32394
	农村居民人均可支配收入/元	16359

注:1.行政区划来源于2020年统计年鉴;2.人口数来源于2020年第七次人口普查统计;3.经济来源于国民经济和社会发展统计公报。

(二)结核病防治服务体系

1.结核病防治机构 结核病防治机构见表 7-92。

表 7-92 市(州)和县(区)结核病防治机构数量及类型分布

区划级别	数量	类型		
		疾控中心	独立结防所	院所合一
市(州)级	1	—	1	—
县(区)级	6	6	—	—

2.定点医疗机构 定点医疗机构见表 7-93。

表 7-93 市(州)和县(区)定点医疗机构数量及类型分布

区划级别	数量	类型					
		专科医院	综合医院	传染病医院	疾控中心	结防院所	基层医疗卫生机构
市(州)级	1	—	—	—	—	1	—
县(区)级	5	—	4	—	1	—	—

(三)专项经费投入

2016—2020 年不同来源的经费投入情况见表 7-94。

表 7-94 2016—2020 年不同来源的经费投入情况

年份	中央转移支付/万元	地方政府投入			市县人均经费投入/元
		市(州)级/万元	县(区)级/万元	小计/万元	
2016	379	60	59.60	119.60	0.19
2017	327	49	59.60	108.60	0.17
2018	472	60	60.00	120.00	0.19
2019	478	60	60.00	120.00	0.19
2020	518	60	60.00	120.00	0.19
合计	2174	289	299.20	588.20	0.19

二、肺结核报告发病情况

肺结核报告发病情况见表 7-95。

表 7-95　2016—2020 年肺结核报告发病情况

年份	报告发病数	占全省比例/(%)	报告发病率/(1/ 10 万)	报告发病率全省顺位
2016	2484	5.68	99.08	2
2017	2438	6.06	96.52	2
2018	2178	5.81	85.91	2
2019	2020	5.52	79.43	3
2020	1775	5.67	69.65	4

注:来源于网络直报系统。

三、普通肺结核患者发现和纳入治疗情况

(1)普通肺结核患者登记情况见表 7-96。

表 7-96　普通肺结核患者登记情况

年份	活动性肺结核				肺结核登记率/(1/ 10 万)	病原学阳性患者占比/(%)
	病原学阳性	病原学检查或无病原学结果	结核性胸膜炎	小计		
2016	1087	1435	20	2542	101.40	42.76
2017	980	1445	31	2456	97.23	39.90
2018	881	1322	18	2221	87.61	39.67
2019	936	1080	28	2044	80.37	45.79
2020	946	866	44	1856	72.83	50.97
合计	4830	6148	141	11119	87.83	43.44

注:来源于结核病专报系统。

(2)普通肺结核患者治疗情况见表 7-97。

表 7-97　普通肺结核患者治疗情况

年份	活动性肺结核患者			病原学阳性患者		
	分子	分母	成功治疗率/(%)	分子	分母	成功治疗率/(%)
2016	2463	2518	97.82	904	918	98.47
2017	2337	2425	96.37	806	833	96.76
2018	2123	2186	97.12	749	767	97.65
2019	1970	2013	97.86	810	834	97.12

注:来源于结核病专报系统。

四、耐药筛查、发现和纳入治疗情况

耐药患者筛查和治疗情况见表 7-98。

表 7-98　耐药患者筛查和治疗情况

年份	耐药筛查		耐药患者数	纳入治疗	
	高危人群筛查率/(%)	新病原学阳性筛查率/(%)		治疗患者数	纳入治疗率/(%)
2016	29.69	22.98	28	21	75.00
2017	50.77	34.12	21	15	71.43
2018	97.70	59.86	36	27	75.00
2019	96.84	84.50	50	34	68.00
2020	98.85	89.76	39	25	64.10

注:来源于结核病专报系统。

五、"十三五"《规划》指标完成情况

"十三五"《规划》结核病指标完成情况见表 7-99。

表 7-99　"十三五"《规划》结核病指标完成情况

序号	指标名称	目标值	完成值
1	报告肺结核患者和疑似肺结核患者的总体到位率	95%	97.02%
2	病原学检查阳性肺结核患者的密切接触者筛查率	95%	100%
3	肺结核患者病原学阳性率	50%	52.21%
4	肺结核患者成功治疗率	90%	97.15%
5	耐多药肺结核高危人群耐药筛查率	95%	98.85%
6	基层医疗卫生机构肺结核患者规范管理率	90%	96.96%
7	艾滋病病毒感染者的结核病检查率	90%	97.38%
8	公众结核病防治核心知识知晓率	85%	87.65%
9	市(州)级定点医疗机构具备开展药敏试验、菌种鉴定和结核病分子生物学诊断能力的比例	100%	100%
10	县(区)级定点医疗机构具备痰涂片与痰培养能力的比例	100%	100%
11	县(区)级具备开展结核病分子生物学诊断能力的比例	80%	100%

六、工作亮点及创新点

(一)积极开发政策,减轻患者负担

新冠肺炎疫情期间,借着全国对呼吸道传染病的重视,咸宁市结核病防治院领导积极向上级领导汇报我市耐多药结核病疫情现况以及耐多药结核病传播的危害性和医疗救助的重要性,推动了耐多药结核病政策的制定。我市制定和下发了《市人民政府关于印发咸宁市城乡居民基本医疗保险市级统筹实施办法的通知》(咸政规[2020]3 号文)、《关于完善我市门诊特殊慢性病医保管理有关事项的通知》(咸医保发[2020]18 号),将肺结核纳入门诊特殊慢性病待遇,实行年定额配额补助,耐多药肺结核纳入Ⅰ类病种,年最高支付限额

(门诊慢性病费用与住院费用合并计算)原则上不超过基本医疗保险年基金最高支付限额,极大地减少了患者的医疗支出。"十三五"期间,咸宁市多地出台针对困难结核病患者的帮扶政策,如咸宁市精准扶贫办公室下发文件(咸扶康部办发[2016]48号),要求将扶贫对象疾病纳入重大疾病统筹;通山县民政局出台《关于给予肺结核病人生活困难对象救助的通知》,通过对困难肺结核患者最高补助2000元、对贫困结核病患者给予补助400元/(人·年)等一系列政策,进一步减轻了患者的经济负担。

(二)卫教联动,学校结核病防控工作得到进一步加强

"十三五"期间,市卫健委、市教育局联合下发了《关于切实加强全市学校卫生和校园传染病防控工作的紧急通知》《关于在全市范围内开展学校卫生工作专项整治的通知》《关于加强全市学生健康管理工作的通知》等文件,要求全市各学校积极落实结核病防控各项措施,开展新生入学结核病体检工作。每年两部门联合,在全市范围内开展学校传染病、重点结核病的专项督导检查工作,并对督导中发现的问题进行通报并要求整改。联合举办全市学校结核病防治工作培训班,各县(区)结防、教育相关人员参加培训,深入学习《学校结核病防控工作规范(2017版)》等文件,进一步加强了对学校结核病防控工作的重视和相关措施的落实。通过卫教两部门的密切配合,学校结核病防控工作得到进一步加强。

(三)积极协调,助力监所结核病防控

(1)建立联防联控工作机制。2020年10月下旬咸宁市结核病防治院、咸宁市疾控中心和咸安区疾控中心三家单位相关领导一行8人前往强戒所沟通商讨结核病等传染病疫情防控工作,建立了联防联动工作机制,明确了各自职责,为共同做好重点场所传染病疫情防控打下基础。

(2)建立专家会诊通道。鉴于监狱封闭管理的特殊性,为协助咸宁市监狱做好结核病方面诊疗工作,咸宁市结核病防治院与其建立了诊疗绿色通道,定期指派专家前往监狱医院进行会诊,同时为患者进行结核病防治知识宣传。2020年咸宁市结核病防治院专家会诊12次。

(3)免费提供药品支持。为保证监狱结核病患者得到规范治疗,咸宁市结核病防治院在专家会诊的基础上,为患者免费提供抗结核药品。

(四)开展健康教育,提升结核病防治宣传效果

全市积极开展结核病健康教育活动,除每年积极利用"世界防治结核病日""世界卫生日"等契机,开展专家义诊、志愿者招募、校园讲座等多种形式的宣传活动外,还充分结合"主题党日＋活动""精准扶贫"等工作,为党员群体、为乡镇福利院老人和困难群众送知识送健康,进一步拓宽了健康教育受众群体。自2017年开始,市结核病防治院联合咸宁市广播电台开设结核专题直播节目,以市结核病防治院专家现场讲解结核病防治知识加群众热线的方式,生动直观地为群众答疑解惑,"十三五"期间共播出节目百余期,受到了群众的热切关注。"十三五"结核病核心知识专项调查中,咸宁市公众结核病防治核心知识知晓率为87.65％,超过了《规划》中85％的目标要求。

(五)加强能力建设,专业技术水平进一步提高

全市除通过以培训班、会议、讲座、进修等方式对专业人员进行结核病知识和技能培训外,市结核病防治院创新开设了微信"微讲堂",每月安排不同人员利用业余时间对结核病科普知识、专业技术进行授课,大家在微信群里探讨交流,形成了一种气氛和谐、与时俱进的特色学习方式。"十三五"期间,在省级和兄弟单位的支持下,多次召开专家视频交流会,学习先进治疗经验,每周召开全市耐药专家组病案讨论会,临床诊疗技能得到快速整体提高。在全省结核病诊疗竞赛中,咸宁市多次获得二、三等奖的好成绩。

(六)开展患者关怀试点工作,探索患者管理新模式

2020年我市开展了国家级结核病患者关怀试点工作。10月初,省领导亲临咸宁市结核病防治院现场调研,商讨制定了咸宁市结核病患者关怀实施方案。10月中旬确定试点社区,相关领导就如何开展此项工作进行了现场协调。11月初省、市联合召开了湖北省结核病患者关怀试点项目启动会,对两个试点社区的相关工作人员、村医共计40余人开展了技术培训。10—12月,试点项目共开展小组活动3期、病案讨论会13期,宣教患者200余人次,乡镇走访患者20余人次。目前咸宁市结核病防治院仍在开展患者关怀工作,加强患者在院期间的健康教育,提高患者规范治疗的自主意识,耐药患者出院复查由咨询员追踪,乡镇村医在培训中对结核病患者的管理知识得到扩展。

(七)采取措施,加强基本公卫项目结核病患者管理

县、乡镇联动,成立工作群,疾控中心每天发送患者信息,便于乡镇及时开展患者随访工作,乡镇对随访中发现的患者治疗问题及时反馈给疾控中心,便于及时处理。患者管理工作要求及时、真实、完整,并有据可查。

通山县九宫山镇卫生院为辖区结核病患者提供免费政策,即完成首次入户随访后,患者可在该卫生院实行一次免费血常规、肝肾功能和胸片检查。此项政策提高了患者管理配合度。

(八)抗疫防痨,打造硬核防疫队伍

新冠肺炎疫情发生后,我市结核病防治队伍充分发挥不畏挑战、心系患者的防痨精神,接收来自武汉市金银潭医院、武汉市肺科医院紧急转诊的重症结核病、耐多药结核病患者,及时妥善进行救治。疫情期间,市结核病防治院快速组建送医送药医疗队,解决患者无法复诊取药的问题,主动联系结核病患者400余人,派出医疗小分队150多人次,驱车5000多公里,送医送药和接送出入院患者共180名。各县(区)结核病防治人员在应对新冠肺炎疫情防控的基础上,想办法畅通结核病患者取药通道、送药上门,解决了当地或滞留当地的结核病患者的看病用药问题。此项举措为湖北第一,得到了中国疾控中心的高度肯定和推广。

第十二节
随州市"十三五"结核病防治规划实施核心信息

一、基本情况

(一)行政区划、人口和经济

行政区划、人口和经济情况见表7-100。

表7-100 全市(州)行政区划、人口和经济情况

随州市	基本信息	数量
行政区划	县(区)数	3

续表

随州市	基本信息	数量
人口	人口总数/万	204.79
	0～14 岁人口数/万	36.6927
	65 岁及以上人口数/万	29.9612
	流动人口数/万	17.3803
经济	人均 GDP/元	53554
	城镇居民人均可支配收入/元	30587
	农村居民人均可支配收入/元	17624

注:1.行政区划来源于 2020 年统计年鉴;2.人口数来源于 2020 年第七次人口普查统计;3.经济来源于国民经济和社会发展统计公报。

(二)结核病防治服务体系

1.结核病防治机构　结核病防治机构见表 7-101。

表 7-101　市(州)和县(区)结核病防治机构数量及类型分布

区划级别	数量	类型		
		疾控中心	独立结防所	院所合一
市(州)级	1	1	—	—
县(区)级	3	3	—	—

2.定点医疗机构　定点医疗机构见表 7-102。

表 7-102　市(州)和县(区)定点医疗机构数量及类型分布

区划级别	数量	类型					
		专科医院	综合医院	传染病医院	疾控中心	结防院所	基层医疗卫生机构
市(州)级	1	—	1	—	—	—	—
县(区)级	4	—	4	—	—	—	—

(三)专项经费投入

2016—2020 年不同来源的经费投入情况见表 7-103。

表 7-103　2016—2020 年不同来源的经费投入情况

年份	中央转移支付/万元	地方政府投入			市县人均经费投入/元
		市(州)级/万元	县(区)级/万元	小计/万元	
2016	180	19	58.20	77.20	0.31
2017	172	25	58.00	83.00	0.33
2018	248	25	59.40	84.40	0.33
2019	240	25	68.50	93.50	0.37
2020	371	25	67.00	92.00	0.36

续表

年份	中央转移支付/万元	地方政府投入			
		市(州)级/万元	县(区)级/万元	小计/万元	市县人均经费投入/元
合计	1211	119	311.10	430.10	0.34

二、肺结核报告发病情况

肺结核报告发病情况见表 7-104。

表 7-104 2016—2020 年肺结核报告发病情况

年份	报告发病数	占全省比例/(%)	报告发病率/(1/10 万)	报告发病率全省顺位
2016	1031	2.36	47.06	17
2017	921	2.29	41.83	17
2018	771	2.06	34.88	17
2019	866	2.37	39.07	17
2020	744	2.37	33.50	17

注:来源于网络直报系统。

三、普通肺结核患者发现和纳入治疗情况

(1)普通肺结核患者登记情况见表 7-105。

表 7-105 普通肺结核患者登记情况

年份	活动性肺结核				肺结核登记率/(1/10 万)	病原学阳性患者占比/(%)
	病原学阳性	病原学检查或无病原学结果	结核性胸膜炎	小计		
2016	180	879	7	1066	48.66	16.89
2017	191	732	3	926	42.06	20.63
2018	113	606	16	735	33.25	15.37
2019	245	556	39	840	37.89	29.17
2020	329	318	100	747	33.63	44.04
合计	1058	3091	165	4314	39.07	24.52

注:来源于结核病专报系统。

(2)普通肺结核患者治疗情况见表 7-106。

表 7-106 普通肺结核患者治疗情况

年份	活动性肺结核患者			病原学阳性患者		
	分子	分母	成功治疗率/(%)	分子	分母	成功治疗率/(%)
2016	1033	1057	97.73	151	161	93.79
2017	883	914	96.61	146	155	94.19

续表

年份	活动性肺结核患者			病原学阳性患者		
	分子	分母	成功治疗率/(%)	分子	分母	成功治疗率/(%)
2018	703	722	97.37	93	96	96.88
2019	811	828	97.95	197	209	94.26

注:来源于结核病专报系统。

四、耐药筛查、发现和纳入治疗情况

耐药患者筛查和治疗情况见表 7-107。

表 7-107　耐药患者筛查和治疗情况

年份	耐药筛查		耐药患者数	纳入治疗	
	高危人群筛查率/(%)	新病原学阳性筛查率/(%)		治疗患者数	纳入治疗率/(%)
2016	76.47	32.91	2	0	0.00
2017	81.82	33.33	8	1	12.50
2018	13.64	14.44	3	1	33.33
2019	45.00	47.34	17	16	94.12
2020	100.00	93.14	21	20	95.24

注:来源于结核病专报系统。

五、"十三五"《规划》指标完成情况

"十三五"《规划》结核病指标完成情况见表 7-108。

表 7-108　"十三五"《规划》结核病指标完成情况

序号	指标名称	目标值	完成值
1	报告肺结核患者和疑似肺结核患者的总体到位率	95%	97.66%
2	病原学检查阳性肺结核患者的密切接触者筛查率	95%	100%
3	肺结核患者病原学阳性率	50%	50.85%
4	肺结核患者成功治疗率	90%	97.82%
5	耐多药肺结核高危人群耐药筛查率	95%	100%
6	基层医疗卫生机构肺结核患者规范管理率	90%	100%
7	艾滋病病毒感染者的结核病检查率	90%	99.62%
8	公众结核病防治核心知识知晓率	85%	—
9	市(州)级定点医疗机构具备开展药敏试验、菌种鉴定和结核病分子生物学诊断能力的比例	100%	100%
10	县(区)级定点医疗机构具备痰涂片与痰培养能力的比例	100%	100%
11	县(区)级具备开展结核病分子生物学诊断能力的比例	80%	100%

六、工作亮点及创新点

(一)加强组织领导,增加经费投入

"十三五"期间,我市通过成立以市政府分管副市长为组长的结核病防治工作领导小组,下发《关于建立随州市传染病联防联控工作机制的通知》(随传联发〔2017〕1 号),与各县(区)人民政府结核病领导小组成员单位签订《随州市结核病防治工作目标管理责任书》,明确各部门职责,将结核病防治工作纳入政府目标管理及目标责任管理考核。2016 年至2020 年分别投入结核病防控工作经费 77.2 万元、83 万元、84.4 万元、93.5 万元、92 万元,人均经费从 2016 年的 0.31 元增至 2020 年的 0.34 元。

(二)推行"三位一体",构建四级防控网络

成立了 1 家市(州)级结核病防治定点医院、4 家县(区)级结核病防治定点医院,保留各级疾控中心及乡镇社区职能,建立双向转诊机制,落实分级诊疗措施,减少患者流动降低传播风险,加大培训力度提升服务质量,加强实验室能力建设规范诊疗程序,全民动员提升结核病防治核心知识知晓率,开展"巡回定诊"加大高危人群筛查力度及落实政策惠及患者等一系列措施。一是在全市范围内建立健全了由卫生行政部门统一领导、统一组织协调,疾控机构、定点医疗机构、乡镇卫生院共同协作的结核病"三位一体"的综合防控模式。二是构筑了由各定点医院负责诊断与治疗,各乡镇卫生院与村卫生室负责转诊追踪和治疗患者的全程管理,各疾控中心负责综合协调、指导与督导、疫情防控、宣教培训等工作的市、县、乡、村四级综合防控网络。三是建立市、县两级定点医院间的双向转诊的分级诊疗制度,制定痰标本采集与送检流程,规范"三涂两培一分生"的诊断程序。以因症就诊为主要发现方式,辅以巡回定诊及重点人群筛查的形式主动发现肺结核患者。四是对结核病可疑症状者给予免费的痰涂片镜检、对活动性肺结核患者减免胸部 X 线及痰培养等重要检查费用,免费发放全程的抗结核治疗药物,为每一位治疗患者提供全程免费的治疗管理及家庭传播阻断服务。

2016 年至 2020 年,全市共发现并免费治疗活动性肺结核患者 4314 例,实现了较高发现率和免费治疗率的目标,做到了发现和治疗每一位患者。截至 2020 年我市病原学阳性率、耐药筛查率等 11 项工作质量指标均达到了国家要求,全市肺结核发病率下降到 41/10万以下。

第十三节
恩施州"十三五"结核病防治规划实施核心信息

一、基本情况

(一)行政区划、人口和经济

行政区划、人口和经济情况见表 7-109。

表 7-109　全市(州)行政区划、人口和经济情况

恩施州	基本信息	数量
行政区划	县(区)数	8
人口	人口总数/万	345.61
	0~14 岁人口数/万	61.92
	65 岁及以上人口数/万	54.40
	流动人口数/万	83.18
经济	人均 GDP/元	32340
	城镇居民人均可支配收入/元	30930
	农村居民人均可支配收入/元	11887

注:1.行政区划来源于 2020 年统计年鉴;2.人口数来源于 2020 年第七次人口普查统计;3.经济来源于国民经济和社会发展统计公报。

(二)结核病防治服务体系

1. 结核病防治机构　结核病防治机构见表 7-110。

表 7-110　市(州)和县(区)结核病防治机构数量及类型分布

区划级别	数量	类型		
		疾控中心	独立结防所	院所合一
市(州)级	1	1	—	—
县(区)级	8	8	—	—

2. 定点医疗机构　定点医疗机构见表 7-111。

表 7-111　市(州)和县(区)定点医疗机构数量及类型分布

区划级别	数量	类型					
		专科医院	综合医院	传染病医院	疾控中心	结防院所	基层医疗卫生机构
市(州)级	1	—	1	—	—	—	—
县(区)级	8	—	8	—	—	—	—

(三)专项经费投入

2016—2020 年不同来源的经费投入情况见表 7-112。

表 7-112　2016—2020 年不同来源的经费投入情况

年份	中央转移支付/万元	地方政府投入				市县人均经费投入/元
		市(州)级/万元	县(区)级/万元	小计/万元		
2016	285	20	68.40	88.40		0.27
2017	256	20	81.40	101.40		0.30
2018	527	20	95.60	115.60		0.34

年份	中央转移支付/万元	地方政府投入			
		市(州)级/万元	县(区)级/万元	小计/万元	市县人均经费投入/元
2019	867	20	112.60	132.60	0.39
2020	503	20	103.60	123.60	0.36
合计	2438	100	461.60	561.60	0.33

二、肺结核报告发病情况

肺结核报告发病情况见表 7-113。

表 7-113　2016—2020 年肺结核报告发病情况

年份	报告发病数	占全省比例/(%)	报告发病率/(1/10 万)	报告发病率全省顺位
2016	3856	8.82	115.90	1
2017	3888	9.67	116.68	1
2018	3787	10.11	112.68	1
2019	4111	11.23	121.70	1
2020	3386	10.81	99.87	1

注:来源于网络直报系统。

三、普通肺结核患者发现和纳入治疗情况

(1)普通肺结核患者登记情况见表 7-114。

表 7-114　普通肺结核患者登记情况

年份	活动性肺结核				肺结核登记率/(1/10 万)	病原学阳性患者占比/(%)
	病原学阳性	病原学检查或无病原学结果	结核性胸膜炎	小计		
2016	849	2229	18	3096	93.06	27.42
2017	817	2411	62	3290	98.33	24.83
2018	895	2071	101	3067	91.25	29.18
2019	1166	1802	98	3066	90.76	38.03
2020	1588	1384	160	3132	92.39	50.70
合计	5315	9897	439	15651	93.15	33.96

注:来源于结核病专报系统。

(2)普通肺结核患者治疗情况见表 7-115。

表 7-115　普通肺结核患者治疗情况

年份	活动性肺结核患者			病原学阳性患者		
	分子	分母	成功治疗率/(%)	分子	分母	成功治疗率/(%)
2016	3025	3089	97.93	686	709	96.76

年份	活动性肺结核患者			病原学阳性患者		
	分子	分母	成功治疗率/(%)	分子	分母	成功治疗率/(%)
2017	3201	3279	97.62	717	740	96.89
2018	2965	3034	97.73	760	791	96.08
2019	2950	3038	97.10	1002	1044	95.98

注:来源于结核病专报系统。

四、耐药筛查、发现和纳入治疗情况

耐药患者筛查和治疗情况见表 7-116。

表 7-116 耐药患者筛查和治疗情况

年份	耐药筛查		耐药患者数	纳入治疗	
	高危人群筛查率/(%)	新病原学阳性筛查率/(%)		治疗患者数	纳入治疗率/(%)
2016	5.26	6.72	4	3	75.00
2017	38.60	23.08	10	7	70.00
2018	18.63	19.30	49	22	44.90
2019	44.62	41.79	53	26	49.06
2020	92.93	86.39	44	26	59.09

注:来源于结核病专报系统。

五、"十三五"《规划》指标完成情况

"十三五"《规划》结核病指标完成情况见表 7-117。

表 7-117 "十三五"《规划》结核病指标完成情况

序号	指标名称	目标值	完成值
1	报告肺结核患者和疑似肺结核患者的总体到位率	95%	96.31%
2	病原学检查阳性肺结核患者的密切接触者筛查率	95%	99.85%
3	肺结核患者病原学阳性率	50%	53.43%
4	肺结核患者成功治疗率	90%	95.36%
5	耐多药肺结核高危人群耐药筛查率	95%	92.93%
6	基层医疗卫生机构肺结核患者规范管理率	90%	96.06%
7	艾滋病病毒感染者的结核病检查率	90%	97.64%
8	公众结核病防治核心知识知晓率	85%	92.35%
9	市(州)级定点医疗机构具备开展药敏试验、菌种鉴定和结核病分子生物学诊断能力的比例	100%	100%
10	县(区)级定点医疗机构具备痰涂片与痰培养能力的比例	100%	100%
11	县(区)级具备开展结核病分子生物学诊断能力的比例	80%	100%

六、工作亮点及创新点

恩施州是湖北省结核病高发地区,州委、州政府高度重视结核病防治工作,始终坚持"人民至上、生命至上"理念,稳步推进结核病防治模式转型,稳定结核病防治专业队伍,不断加大结核病防治专项经费投入,全力保障人民群众身体健康。在《规划》实施期间,制定出台了一系列措施和政策,努力降低结核病发病率和减轻患者疾病负担。

(一)强化保障措施,减轻患者疾病负担

一是在湖北省影响群众健康突出问题"323"攻坚行动基础上,根据我州实际将肺结核纳入影响群众健康突出问题"323＋"攻坚行动,成立了州、县结核病防治专病中心。2020年州卫健委下发了《关于进一步加强结核病防治工作的紧急通知》(施州卫办发[2020]22号),建立了全州各级各类医疗卫生机构结核病防治工作的考核机制和奖惩措施,将完成结核病防治工作重点指标情况与医院等级评审、重点专科评审和个人职称评定挂钩。2020年,州委督查考评办将结核病防治工作作为"健康恩施"指标之一纳入县(区)党政领导班子考核。二是州政府多次召开结核病防治工作部门协调会,进一步加强全州结核病防治工作。2020年12月,恩施州医保局、恩施州卫健委出台了《关于调整肺结核门诊特殊慢性疾病待遇标准的通知》(恩施州医保发[2020]41号),明确肺结核病种的待遇标准由"职工医保年度报销限额1000元、居民医保年度报销限额600元"调整为"职工医保年度报销限额2200元、居民医保年度保销限额1500元"。三是州财政局每年预算20万元,作为州疾控中心结核病防治工作经费,各县(区)财政部门根据工作实际,将结核病防治经费纳入预算,年终配套落实到位,保障了工作的顺利开展。

(二)加强结核病防治模式转型

2017年9月,恩施州卫计委印发《恩施州新型肺结核病防治工作模式实施方案》;2017年10月在巴东县召开肺结核病防治模式转型工作现场会议,随着2019年1月恩施州结核病诊疗工作移交恩施市中心医院完成,全州8县(区)均完成了结核病"三位一体"模式转型工作。到2020年,全州基本搭建了规范治疗管理的工作框架,明确了各级医疗卫生机构在结核病治疗管理流程中的各项职责,构建了患者"信息闭环"和"管理闭环"的工作格局。

(三)全力推进和提高实验室检测工作质量

全州各县(区)结核病定点医疗机构或疾控机构全部具备痰涂片和痰培养能力,恩施市中心医院自2016年10月开始接收全州各县(区)送样开展菌种鉴定和抗结核药物敏感性实验。省卫健委于2019年为恩施州专项配备恒温荧光扩增设备、Gene-Xpert设备采购经费后,实验室人员积极参加省、州培训。2020年新冠肺炎疫情防控期间州卫健委要求州、县(区)结核病定点实验室与新冠病毒核酸检测实验室同步改造,改造完成后迅速开展耐药筛查,到2020年底全州8县(市)Gene-Xpert分子生物学检测设备全部启用。

(四)全力保障新冠肺炎疫情防控期间结核病患者药品供应

2020年2月17日州卫健委下发了《关于做好新冠肺炎疫情防控期间艾滋病感染者、肺结核病患者治疗管理工作的通知》。州疾控中心结核病防治所与相关单位联系,通过结核病防治同事、志愿者联系医药公司和定点医院医生远程开药,微信支付,快递送药、乡村顺风车带药等方式,将药品送到患者手中。利用州疾控中心专车到武汉领取抗疫物资的机会,将鹤峰、巴东的抗结核药品带回当地。各县(区)结合到乡镇流调、消杀的工作机会,通过电话预约、集中送药等方式为送药,确保患者不断药。

(五)强化学校结核病防治工作

自 2017 年起,对非义务教育阶段学生进行肺结核筛查;并将结核菌素试验(PPD 试验)纳入义务教育阶段学生健康体检必检项目,PPD 试验筛查强阳性者,再进一步开展胸片检查。

(六)多途径加大结核病防治知识宣传力度

恩施州委宣传部要求全州主流媒体多途径加大结核病防治知识宣传力度,全州各级在每年 3 月 24 日"世界防治结核病日"期间以及日常宣传中,充分利用报纸、电视、电台、官方网站、微信公众号、视频号、微信群及个人朋友圈等多种新媒体与现场宣传相结合,多形式多途径大力宣传结核病防治知识和恩施州委、州政府为降低结核病患者疾病负担出台的一系列惠民政策,覆盖面广。同时持续开展结核病防治知识进校园和志愿者结核病防治知识传播活动,大大提高了大众对结核病防治核心知识的知晓率。

(七)定期开展结核病疫情评估分析

每年定期开展半年和年度恩施州肺结核报告发病疫情情况评估分析,将全州肺结核疫情评估报告上报政府主管部门,为制定恩施州结核病防控策略提供依据。

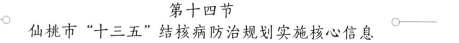

第十四节
仙桃市"十三五"结核病防治规划实施核心信息

一、基本情况

(一)行政区划、人口和经济

行政区划、人口和经济情况见表 7-118。

表 7-118　全市(州)行政区划、人口和经济情况

仙桃市	基本信息	数量
行政区划	县(区)数	1
人口	人口总数/万	113.4715
	0~14 岁人口数/万	18.6348
	65 岁及以上人口数/万	18.1050
	流动人口数/万	28.7857
经济	人均 GDP/元	72961.93
	城镇居民人均可支配收入/元	35750.00
	农村居民人均可支配收入/元	20647.00

注:1.行政区划来源于 2020 年统计年鉴;2.人口数来源于 2020 年第七次人口普查统计;3.经济来源于国民经济和社会发展统计公报。

(二)结核病防治服务体系

1. 结核病防治机构 结核病防治机构见表 7-119。

表 7-119 市(州)和县(区)结核病防治机构数量及类型分布

区划级别	数量	类型		
		疾控中心	独立结防所	院所合一
市(州)级	—	—	—	—
县(区)级	1	1	—	—

2. 定点医疗机构 定点医疗机构见表 7-120。

表 7-120 市(州)和县(区)定点医疗机构数量及类型分布

区划级别	数量	类型					
		专科医院	综合医院	传染病医院	疾控中心	结防院所	基层医疗卫生机构
市(州)级	—	—	—	—	—	—	—
县(区)级	1	—	1	—	—	—	—

(三)专项经费投入

2016—2020 年不同来源的经费投入情况见表 7-121。

表 7-121 2016—2020 年不同来源的经费投入情况

年份	中央转移支付/万元	地方政府投入			
		市(州)级/万元	县(区)级/万元	小计/万元	市县人均经费投入/元
2016	33	—	35	35	0.30
2017	39	—	35	35	0.30
2018	92	—	35	35	0.31
2019	102	—	35	35	0.31
2020	81	—	35	35	0.31
合计	347	—	175	175	0.31

二、肺结核报告发病情况

肺结核报告发病情况见表 7-122。

表 7-122 2016—2020 年肺结核报告发病情况

年份	报告发病数	占全省比例/(%)	报告发病率/(1/10万)	报告发病率全省顺位
2016	849	1.94	73.51	7
2017	819	2.04	70.80	6
2018	716	1.91	62.75	6
2019	654	1.79	57.37	11
2020	537	1.71	47.10	10

注:来源于网络直报系统。

三、普通肺结核患者发现和纳入治疗情况

(1)普通肺结核患者登记情况见表7-123。

表7-123　普通肺结核患者登记情况

年份	活动性肺结核				肺结核登记率/(1/10万)	病原学阳性患者占比/(%)
	病原学阳性	病原学检查或无病原学结果	结核性胸膜炎	小计		
2016	183	549	55	787	68.14	23.25
2017	179	578	56	813	70.82	22.02
2018	220	443	65	728	63.80	30.22
2019	362	253	46	661	57.98	54.77
2020	295	222	19	536	47.01	55.04
合计	1239	2045	241	3525	61.58	35.15

注:来源于结核病专报系统。

(2)普通肺结核患者治疗情况见表7-124。

表7-124　普通肺结核患者治疗情况

年份	活动性肺结核患者			病原学阳性患者		
	分子	分母	成功治疗率/(%)	分子	分母	成功治疗率/(%)
2016	767	787	97.46	137	145	94.48
2017	780	811	96.18	124	136	91.18
2018	684	721	94.87	160	180	88.89
2019	604	644	93.79	275	304	90.46

注:来源于结核病专报系统。

四、耐药筛查、发现和纳入治疗情况

耐药患者筛查和治疗情况见表7-125。

表7-125　耐药患者筛查和治疗情况

年份	耐药筛查		耐药患者数	纳入治疗	
	高危人群筛查率/(%)	新病原学阳性筛查率/(%)		治疗患者数	纳入治疗率/(%)
2016	0.00	0.00	0	0	—
2017	0.00	2.19	4	4	100.00
2018	55.21	31.46	7	7	100.00
2019	90.82	95.22	19	18	94.74
2020	96.00	97.67	16	15	93.75

注:来源于结核病专报系统。

五、"十三五"《规划》指标完成情况

"十三五"《规划》结核病指标完成情况见表 7-126。

表 7-126　"十三五"《规划》结核病指标完成情况

序号	指标名称	目标值	完成值
1	报告肺结核患者和疑似肺结核患者的总体到位率	95%	96.59%
2	病原学检查阳性肺结核患者的密切接触者筛查率	95%	100%
3	肺结核患者病原学阳性率	50%	57.06%
4	肺结核患者成功治疗率	90%	95.79%
5	耐多药肺结核高危人群耐药筛查率	95%	96%
6	基层医疗卫生机构肺结核患者规范管理率	90%	100%
7	艾滋病病毒感染者的结核病检查率	90%	96.89%
8	公众结核病防治核心知识知晓率	85%	93.10%
9	市(州)级定点医疗机构具备开展药敏试验、菌种鉴定和结核病分子生物学诊断能力的比例	100%	100%
10	县(区)级定点医疗机构具备痰涂片与痰培养能力的比例	100%	100%
11	县(区)级具备开展结核病分子生物学诊断能力的比例	80%	100%

六、工作亮点及创新点

(1)为落实乡村振兴战略,打好脱贫攻坚战,减少和防止群众应病返贫,减轻肺结核患者的疾病治疗负担,除上级部门下拨的专项经费以外,每年我们向市政府争取了相关配套经费 35 万元,同时我们多次与合作医疗管理局进行协商沟通,积极争取落实相关的报销经费,提高肺结核患者在普通门诊的诊疗报销费用,及时足额发放患者报病费和转诊费用。

(2)为落实健康扶贫"三个一批"救助措施,按照"大病集中救治一批、慢病签约服务管理一批、重病兜底保障一批"的原则,将符合条件的贫困耐药结核病纳入贫困人口大病专项救治工作,对发现的患者做到及时治疗、规范管理。提供规范化的治疗随访管理,督促患者按时服药,定期复查,最大限度地确保贫困患者能够治得起、治得好。

(3)为进一步搞好结核病患者的督导访视,确保全程督导化疗率达到 100%,我们结合基本公共卫生服务督导项目每年对社区和乡镇卫生院开展四次督导,对开展治疗的患者进行抽查督导访视,查看各村卫生室对结核病患者和可疑者的报告、转诊、管理情况,询问患者的化疗、服药情况,察看治疗卡、药品保管等,并如实地向被督导单位反馈情况,提出存在的问题和不足,尽可能就地消化解决问题。全面提高了我市结核病患者的痰检、追踪和治疗的相关指标数。

(4)为提高患者发现率,我们指定了仙桃市第一人民医院为定点诊疗单位,对咳嗽、咳痰两周以上的患者,必须开展结核病筛查,督促医院落实患者的首诊免费拍片政策,鼓励基层医疗人员积极转诊肺结核患者。对艾滋病患者,做到了逢检必查。同时结合每年基层公共卫生服务慢性病体检项目,对 65 岁及以上老年人和糖尿病患者开展结核病筛查,做到了早发现、早诊断、早治疗,针对肺结核患者的密切接触人群积极开展主动筛查。在学校肺结

核管理方面,2018 年市卫健委与市教育局对全市在校学生开展筛查工作,全面掌握我市学校学生结核病患病情况,自此以后每年对所有入学新生均开展了结核病筛查工作。

(5)为进一步加强结核病的归口管理,提高肺结核患者及疑似肺结核患者的转诊率和追踪到位率,完成上级下达的目标管理任务,我们结合基层公共卫生项目督导机制定期到医疗机构督导检查,进一步完善了转诊追踪制度。继续坚持市、乡、村三级追踪,督促各级医疗机构报告并转诊肺结核及疑似肺结核患者到定点医疗机构进行诊疗,认真做好督导记录,资料填写完整、准确,各级资料及时立卷归档,通过督导,进一步完善了市、乡、村、患者四级管理办法,确保了患者安全、全程服药。按要求及时足额发放各医疗机构报病补助费及追踪、管理等专项经费,提高了各乡镇村级和市级医疗机构转诊的积极性。

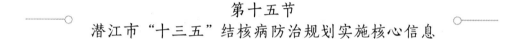

第十五节
潜江市"十三五"结核病防治规划实施核心信息

一、基本情况

(一)行政区划、人口和经济

行政区划、人口和经济情况见表 7-127。

表 7-127　全市(州)行政区划、人口和经济情况

潜江市	基本信息	数量
行政区划	县(区)数	1
人口	人口总数/万	101
	0~14 岁人口数/万	13.4926
	65 岁及以上人口数/万	13.0894
	流动人口数/万	13.1258
经济	人均 GDP/元	71258
	城镇居民人均可支配收入/元	33623
	农村居民人均可支配收入/元	18948

注:1.行政区划来源于 2020 年统计年鉴;2.人口数来源于 2020 年第七次人口普查统计;3.经济来源于国民经济和社会发展统计公报。

(二)结核病防治服务体系

1.结核病防治机构　结核病防治机构见表 7-128。

表 7-128　市(州)和县(区)结核病防治机构数量及类型分布

区划级别	数量	类型		
		疾控中心	独立结防所	院所合一
市(州)级	—			
县(区)级	1	1	—	—

2. 定点医疗机构 定点医疗机构见表 7-129。

表 7-129 市(州)和县(区)定点医疗机构数量及类型分布

区划级别	数量	类型					
		专科医院	综合医院	传染病医院	疾控中心	结防院所	基层医疗卫生机构
市(州)级	—	—	—	—	—	—	—
县(区)级	1	—	1	—	—	—	—

(三)专项经费投入

2016—2020 年不同来源的经费投入情况见表 7-130。

表 7-130 2016—2020 年不同来源的经费投入情况

年份	中央转移支付/万元	地方政府投入			市县人均经费投入/元
		市(州)级/万元	县(区)级/万元	小计/万元	
2016	36	—	10.00	10.00	0.10
2017	39	—	10.00	10.00	0.10
2018	82	—	5.00	5.00	0.05
2019	62	—	5.00	5.00	0.05
2020	64	—	4.50	4.50	0.05
合计	283	—	34.50	34.50	0.07

二、肺结核报告发病情况

肺结核报告发病情况见表 7-131。

表 7-131 2016—2020 年肺结核报告发病情况

年份	报告发病数	占全省比例/(%)	报告发病率/(1/10 万)	报告发病率全省顺位
2016	552	1.26	61.47	14
2017	506	1.26	56.26	15
2018	507	1.35	52.54	14
2019	453	1.24	46.89	16
2020	365	1.17	37.78	16

注:来源于网络直报系统。

三、普通肺结核患者发现和纳入治疗情况

(1)普通肺结核患者登记情况见表 7-132。

表 7-132　普通肺结核患者登记情况

年份	活动性肺结核				肺结核登记率/(1/ 10 万)	病原学阳性患者占比/(%)
	病原学阳性	病原学检查或无病原学结果	结核性胸膜炎	小计		
2016	286	298	17	601	62.73	47.59
2017	183	296	26	505	52.49	36.24
2018	145	346	24	515	53.37	28.16
2019	184	269	24	477	49.38	38.57
2020	180	158	13	351	36.33	51.28
合计	978	1367	104	2449	50.84	39.93

注:来源于结核病专报系统。

(2)普通肺结核患者治疗情况见表 7-133。

表 7-133　普通肺结核患者治疗情况

年份	活动性肺结核患者			病原学阳性患者		
	分子	分母	成功治疗率/(%)	分子	分母	成功治疗率/(%)
2016	593	599	99.00	229	234	97.86
2017	493	502	98.21	124	128	96.88
2018	486	506	96.05	106	115	92.17
2019	466	474	98.31	159	163	97.55

注:来源于结核病专报系统。

四、耐药筛查、发现和纳入治疗情况

耐药患者筛查和治疗情况见表 7-134。

表 7-134　耐药患者筛查和治疗情况

年份	耐药筛查		耐药患者数	纳入治疗	
	高危人群筛查率/(%)	新病原学阳性筛查率/(%)		治疗患者数	纳入治疗率/(%)
2016	0.00	0.00	0	0	—
2017	1.85	0.78	2	1	50.00
2018	11.11	19.63	5	5	100.00
2019	72.73	49.03	7	6	85.71
2020	97.06	91.10	8	7	87.50

注:来源于结核病专报系统。

五、"十三五"《规划》指标完成情况

"十三五"《规划》结核病指标完成情况见表 7-135。

表 7-135 "十三五"《规划》结核病指标完成情况

序号	指标名称	目标值	完成值
1	报告肺结核患者和疑似肺结核患者的总体到位率	95%	96.19%
2	病原学检查阳性肺结核患者的密切接触者筛查率	95%	100%
3	肺结核患者病原学阳性率	50%	53.25%
4	肺结核患者成功治疗率	90%	95.70%
5	耐多药肺结核高危人群耐药筛查率	95%	97.06%
6	基层医疗卫生机构肺结核患者规范管理率	90%	99.79%
7	艾滋病病毒感染者的结核病检查率	90%	100%
8	公众结核病防治核心知识知晓率	85%	—
9	市(州)级定点医疗机构具备开展药敏试验、菌种鉴定和结核病分子生物学诊断能力的比例	100%	100%
10	县(区)级定点医疗机构具备痰涂片与痰培养能力的比例	100%	100%
11	县(区)级具备开展结核病分子生物学诊断能力的比例	80%	100%

六、工作亮点及创新点

(一)加大医疗政策保障力度

为保障全市城镇职工和城镇居民中的结核病患者享受到基本医疗服务,我们不断提高住院报销比例,普通肺结核在城镇职工医保中的报销比例由原来的 65% 提高为 85%;普通肺结核在城乡居民医保中的报销比例由原来的 50% 提高为 65%;耐药肺结核诊疗在城镇职工医保中的报销比例由原来的 65% 提高为 85%;耐药肺结核诊疗在城乡居民医保中的报销比例由原来的 50% 提高为 65%。

(二)加强结防队伍建设

按照《规划》要求,把加强队伍建设,提高素质,适应现代结核病防治工作需要作为重点工作来抓,积极参加上级主管部门的各种培训和技能比武等活动。通过采取集中培训或以例会代训的形式,对乡镇卫生院、村卫生室结核病防治人员和医务人员进行培训。培训的内容主要是"结核病基本公共卫生服务管理规范"。通过不断学习,各级结核病防治人员开阔了视野,丰富了知识,提高了结核病治疗管理水平,为我市结核病防治工作的顺利开展打下了基础。

(三)加强学校结防工作

根据《学校结核病防控工作规范(2017 版)》,结合本市结核病疫情实际情况,由市卫健委、教育局联合下发了《潜江市学校结核病防控工作规范》及《潜江市开展学校结核病防控工作自查》的通知。促使学校结核病防治工作得到重视和加强,能够早期发现学生中的结核病患者,积极主动开展学校结核病健康教育工作。通过对全市各大中小学、托儿机构师生的结核病防治知识和结核病防治政策进行集中、系统、科学、广泛的宣传和普及,提高了我市广大师生结核病防治知识的知晓率,增强了学校师生的防病意识,有效地降低了学校结核病疫情。规划实施期间,未发现一例聚集性疫情。

第十六节
天门市"十三五"结核病防治规划实施核心信息

一、基本情况

(一)行政区划、人口和经济

行政区划、人口和经济情况见表7-136。

表7-136　全市(州)行政区划、人口和经济情况

天门市	基本信息	数量
行政区划	县(区)数	1
人口	人口总数/万	115.86
	0~14岁人口数/万	19.9948
	65岁及以上人口数/万	20.8068
	流动人口数/万	43.06
经济	人均GDP/元	53296
	城镇居民人均可支配收入/元	31308
	农村居民人均可支配收入/元	18356

注:1.行政区划来源于2020年统计年鉴;2.人口数来源于2020年第七次人口普查统计;3.经济来源于国民经济和社会发展统计公报。

(二)结核病防治服务体系

1. 结核病防治机构　结核病防治机构见表7-137。

表7-137　市(州)和县(区)结核病防治机构数量及类型分布

区划级别	数量	类型		
		疾控中心	独立结防所	院所合一
市(州)级	—	—	—	—
县(区)级	1	1	—	—

2. 定点医疗机构　定点医疗机构见表7-138。

表7-138　市(州)和县(区)定点医疗机构数量及类型分布

区划级别	数量	类型					
		专科医院	综合医院	传染病医院	疾控中心	结防院所	基层医疗卫生机构
市(州)级	—	—	—	—	—	—	—
县(区)级	1	—	1	—	—	—	—

(三)专项经费投入

2016—2020年不同来源的经费投入情况见表7-139。

表 7-139　2016—2020 年不同来源的经费投入情况

年份	中央转移支付/万元	地方政府投入			
		市(州)级/万元	县(区)级/万元	小计/万元	市县人均经费投入/元
2016	56	—	65.60	65.60	0.51
2017	40	—	65.60	65.60	0.51
2018	80	—	65.60	65.60	0.51
2019	61	—	65.60	65.60	0.52
2020	78	—	65.60	65.60	0.53
合计	315	—	328.00	328.00	0.51

二、肺结核报告发病情况

肺结核报告发病情况见表 7-140。

表 7-140　2016—2020 年肺结核报告发病情况

年份	报告发病数	占全省比例/(%)	报告发病率/(1/10 万)	报告发病率全省顺位
2016	854	1.95	63.17	13
2017	828	2.06	61.15	13
2018	719	1.92	56.02	11
2019	638	1.74	50.15	13
2020	552	1.76	44.25	12

注:来源于网络直报系统。

三、普通肺结核患者发现和纳入治疗情况

(1)普通肺结核患者登记情况见表 7-141。

表 7-141　普通肺结核患者登记情况

年份	活动性肺结核				肺结核登记率/(1/10 万)	病原学阳性患者占比/(%)
	病原学阳性	病原学检查或无病原学结果	结核性胸膜炎	小计		
2016	245	523	0	768	59.44	31.90
2017	222	520	3	745	57.90	29.80
2018	182	435	4	621	48.38	29.31
2019	231	368	24	623	48.97	37.08
2020	266	221	67	554	44.41	48.01
合计	1146	2067	98	3311	51.88	34.61

注:来源于结核病专报系统。

(2)普通肺结核患者治疗情况见表 7-142。

表 7-142 普通肺结核患者治疗情况

年份	活动性肺结核患者			病原学阳性患者		
	分子	分母	成功治疗率/(%)	分子	分母	成功治疗率/(%)
2016	742	761	97.50	204	212	96.23
2017	709	727	97.52	191	194	98.45
2018	582	599	97.16	152	158	96.20
2019	594	615	96.59	180	190	94.74

注:来源于结核病专报系统。

四、耐药筛查、发现和纳入治疗情况

耐药患者筛查和治疗情况见表 7-143。

表 7-143 耐药患者筛查和治疗情况

年份	耐药筛查		耐药患者数	纳入治疗	
	高危人群筛查率/(%)	新病原学阳性筛查率/(%)		治疗患者数	纳入治疗率/(%)
2016	0.00	0.00	0	0	—
2017	9.09	2.05	2	0	0.00
2018	76.19	66.01	30	12	40.00
2019	100.00	94.68	19	13	68.42
2020	100.00	97.07	20	17	85.00

注:来源于结核病专报系统。

五、"十三五"《规划》指标完成情况

"十三五"《规划》结核病指标完成情况见表 7-144。

表 7-144 "十三五"《规划》结核病指标完成情况

序号	指标名称	目标值	完成值
1	报告肺结核患者和疑似肺结核患者的总体到位率	95%	99.54%
2	病原学检查阳性肺结核患者的密切接触者筛查率	95%	100%
3	肺结核患者病原学阳性率	50%	54.62%
4	肺结核患者成功治疗率	90%	95.88%
5	耐多药肺结核高危人群耐药筛查率	95%	100%
6	基层医疗卫生机构肺结核患者规范管理率	90%	100%
7	艾滋病病毒感染者的结核病检查率	90%	99.75%
8	公众结核病防治核心知识知晓率	85%	—

序号	指标名称	目标值	完成值
9	市(州)级定点医疗机构具备开展药敏试验、菌种鉴定和结核病分子生物学诊断能力的比例	100%	100%
10	县(区)级定点医疗机构具备痰涂片与痰培养能力的比例	100%	100%
11	县(区)级具备开展结核病分子生物学诊断能力的比例	80%	100%

六、工作亮点及创新点

(一)建立完善了我市结核病防治体系

天门市政府的高度重视,各部门密切配合、新型服务模式的建立是《规划》能顺利实施和圆满完成的关键。

为贯彻落实《省人民政府办公厅关于印发"十三五"湖北省结核病防治规划的通知》(鄂政办发[2017]82 号)精神,天门市制定了五年结核病防治规划,相继出台了一系列加强结核病防治工作的政策和措施,加大了结核病防治专项经费的投入,人均经费提高到 0.53 元,把结核病防治工作纳入我市市政府和相关部门工作内容,实行目标责任制管理。宏观上形成了政府主导、部门配合、全社会参与的结核病防治工作格局。

《规划》实施期间,天门市积极推动结核病综合防治模式转型,逐步完善我市结核病分级诊疗和综合防治服务模式,建立了市疾控中心、结核病定点医院、基层医疗卫生机构分工明确、协调配合的"三位一体"结核病新型服务体系。

(二)增加了结核病防治服务政策

各项经费的及时到位是我市结核病防治工作顺利开展、《规划》各项任务指标圆满完成的有力保障。在对疑似肺结核患者、肺结核可疑症状者及活动性肺结核患者采取首诊免费胸片、全程免费查痰、抗结核药品免费的基础上,逐步增加免费痰培养、分子生物学检测减免等政策,《规划》期间初诊疑似肺结核患者筛查 22811 人,转诊追踪到位 4188 人,发现和治疗及规范管理肺结核患者 3311 人,经基层公共卫生结核病患者健康管理,树立了他们坚持治疗、战胜疾病的信心,肺结核患者发现率大幅提高,治愈率保持在较高水平,有效地控制了我市结核病疫情。

(三)提升了我市结核病诊疗规范化服务水平

《规划》期间,我市加大了主动筛查力度,规范基层医疗卫生机构推介转诊和追踪,积极推广使用痰培养及结核病分子生物学诊断,加强对病原学检查阳性肺结核患者和耐多药肺结核高危人群的耐药筛查,经过规范结核病诊疗行为,我市病原学阳性诊断率由 2016 年的 31.91% 提高到 2020 年的 54.62%,新病原学阳性肺结核患者耐药筛查率 97.07%,高危人群耐药筛查率达 100%。

(四)结核病防治策略全人口覆盖率达 100%

天门市落实重点人群防治措施,强化学校结核病防控。建立健全合作机制,加强结核分枝杆菌和艾滋病病毒双重感染防控。按照属地管理原则,做好流动人口结核病患者诊断报告、转诊追踪、信息登记和治疗随访。规范对耐多药患者的登记管理、诊疗随访和全疗程督导服药。《规划》期间,天门市现代结核病防治策略全人口覆盖率达 100%。

（五）结核病疫情呈下降的趋势

五年间天门市通过建立健全结核病可持续发展的机制和服务体系,提高结核病的发现率和治愈率,达到控制传染源、降低发病率的目的。结核病专报系统显示,天门市报告发病率由 2016 年的 63.17/10 万下降到 2020 年的 44.25/10 万,结核病疫情开始出现下降的趋势。

<h2 style="text-align:center">第十七节
神农架林区"十三五"结核病防治规划实施核心信息</h2>

一、基本情况

（一）行政区划、人口和经济

行政区划、人口和经济情况见表 7-145。

表 7-145　全市(州)行政区划、人口和经济情况

神农架林区	基本信息	数量
行政区划	县(区)数	1
人口	人口总数/万	7.61
	0～14 岁人口数/万	1.09
	65 岁及以上人口数/万	1.18
	流动人口数/万	0
经济	人均 GDP/元	40777
	城镇居民人均可支配收入/元	32418
	农村居民人均可支配收入/元	11428

注:1.行政区划来源于 2020 年统计年鉴;2.人口数来源于 2020 年第七次人口普查统计;3.经济来源于国民经济和社会发展统计公报。

（二）结核病防治服务体系

1. 结核病防治机构　结核病防治机构见表 7-146。

表 7-146　市(州)和县(区)结核病防治机构数量及类型分布

区划级别	数量	类型		
		疾控中心	独立结防所	院所合一
市(州)级	—	—	—	—
县(区)级	1	1	—	—

2. 定点医疗机构　定点医疗机构见表 7-147。

表 7-147　市(州)和县(区)定点医疗机构数量及类型分布

区划级别	数量	类型					
		专科医院	综合医院	传染病医院	疾控中心	结防院所	基层医疗卫生机构
市(州)级	—	—	—	—	—	—	—
县(区)级	1	—	1	—	—	—	—

(三)专项经费投入

2016—2020 年不同来源的经费投入情况见表 7-148。

表 7-148　2016—2020 年不同来源的经费投入情况

年份	中央转移支付/万元	地方政府投入			市县人均经费投入/元
		市(州)级/万元	县(区)级/万元	小计/万元	
2016	15	—	4.30	4.30	0.56
2017	14	—	4.30	4.30	0.56
2018	32	—	4.30	4.30	0.56
2019	74	—	4.30	4.30	0.56
2020	18	—	4.30	4.30	0.57
合计	153	—	21.50	21.50	0.56

二、肺结核报告发病情况

肺结核报告发病情况见表 7-149。

表 7-149　2016—2020 年肺结核报告发病情况

年份	报告发病数	占全省比例/(%)	报告发病率/(1/10 万)	报告发病率全省顺位
2016	46	0.11	59.90	15
2017	57	0.14	74.10	4
2018	38	0.10	49.48	15
2019	52	0.14	67.80	4
2020	55	0.18	72.28	2

注:来源于网络直报系统。

三、普通肺结核患者发现和纳入治疗情况

(1)普通肺结核患者登记情况见表 7-150。

表 7-150　普通肺结核患者登记情况

年份	活动性肺结核				肺结核登记率/(1/10 万)	病原学阳性患者占比/(%)
	病原学阳性	病原学检查或无病原学结果	结核性胸膜炎	小计		
2016	18	27	0	45	58.59	40.00

年份	活动性肺结核				肺结核登记率/(1/10万)	病原学阳性患者占比/(%)
	病原学阳性	病原学检查或无病原学结果	结核性胸膜炎	小计		
2017	24	21	7	52	67.62	46.15
2018	15	24	7	46	59.90	32.61
2019	16	28	7	51	66.49	31.37
2020	26	19	2	47	61.76	55.32
合计	99	119	23	241	62.88	41.08

注:来源于结核病专报系统。

(2)普通肺结核患者治疗情况见表7-151。

表 7-151　普通肺结核患者治疗情况

年份	活动性肺结核患者			病原学阳性患者		
	分子	分母	成功治疗率/(%)	分子	分母	成功治疗率/(%)
2016	44	45	97.78	15	15	100.00
2017	50	52	96.15	23	24	95.83
2018	44	46	95.65	13	15	86.67
2019	49	51	96.08	15	16	93.75

注:来源于结核病专报系统。

四、耐药筛查、发现和纳入治疗情况

耐药患者筛查和治疗情况见表7-152。

表 7-152　耐药患者筛查和治疗情况

年份	耐药筛查		耐药患者数	纳入治疗	
	高危人群筛查率/(%)	新病原学阳性筛查率/(%)		治疗患者数	纳入治疗率/(%)
2016	40.00	46.67	0	0	—
2017	—	25.00	0	0	—
2018	—	53.33	0	0	—
2019	—	100.00	0	0	—
2020	100.00	79.17	0	0	—

注:来源于结核病专报系统。

五、"十三五"《规划》指标完成情况

"十三五"《规划》结核病指标完成情况见表7-153。

表 7-153 "十三五"《规划》结核病指标完成情况

序号	指标名称	目标值	完成值
1	报告肺结核患者和疑似肺结核患者的总体到位率	95%	100%
2	病原学检查阳性肺结核患者的密切接触者筛查率	95%	93.33%
3	肺结核患者病原学阳性率	50%	57.78%
4	肺结核患者成功治疗率	90%	93.62%
5	耐多药肺结核高危人群耐药筛查率	95%	100%
6	基层医疗卫生机构肺结核患者规范管理率	90%	97.92%
7	艾滋病病毒感染者的结核病检查率	90%	100%
8	公众结核病防治核心知识知晓率	85%	—
9	市(州)级定点医疗机构具备开展药敏试验、菌种鉴定和结核病分子生物学诊断能力的比例	100%	100%
10	县(区)级定点医疗机构具备痰涂片与痰培养能力的比例	100%	100%
11	县(区)级具备开展结核病分子生物学诊断能力的比例	80%	100%

六、工作亮点及创新点

(1)神农架林区结核病防治工作得到区政府的重视和支持,结核病防治工作从单一疾病预防成为由政府主导、全社会共同参与的疾病控制工作。

(2)发现和治愈了大批结核病患者,传染源得到了有效的控制,保障了人民群众身体健康。

(3)多种形式的健康教育活动,引起了社会各界和广大群众对结核病的关注,提高了群众防病治病的意识,积极配合结核病防治工作。

(4)建立了新型结核病防治服务体系,推动了结核病防治工作可持续发展。

(5)培养和造就了一支结核病防治队伍,为结核病防治工作可持续发展打下了良好的基础。

参 考 文 献

[1] 赵雁林,陈明亭.中国结核病防治工作技术指南[M].北京:人民卫生出版社,2021.

[2] 李燕明,徐彩红.中国结核病防治综合质量控制核查手册[M].北京:人民卫生出版社,2022.

[3] 赵雁林,陈明亭,周林.中国结核病患者关怀手册[M].北京:人民卫生出版社,2021.

[4] 李仁忠,阮云洲,许琳,等.耐多药结核病患者关怀服务操作手册[M].北京:人民卫生出版社,2021.

[5] 肖和平.耐药结核病化学治疗指南[M].北京:人民卫生出版社,2019.

[6] 姜世闻.普通肺结核患者健康管理服务质量监控与评价手册[M].北京:人民卫生出版社,2022.

[7] 徐彩红,陈明亭,赵雁林.中国结核病防治工作技术考核手册[M].北京:人民卫生出版社,2021.

[8] 赵雁林,陆伟,沙巍.结核病潜伏感染人群预防性治疗手册[M].北京:人民卫生出版社,2022.

[9] 张慧,徐彩红,刘小秋.结核病防治规划监控与评价指标手册[M].北京:人民卫生出版社,2020.

[10] 湖北省统计局,国家统计局湖北调查总队.湖北统计年鉴(2021)[M].北京:中国统计出版社,2021.

彩　　图

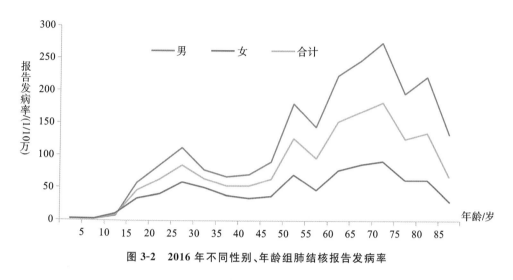

图 3-2　2016 年不同性别、年龄组肺结核报告发病率

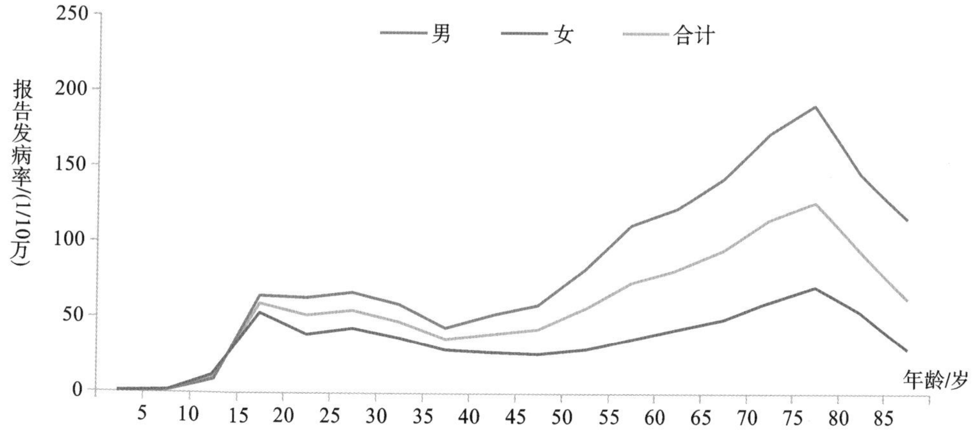

图 3-3　2020 年不同性别、年龄组肺结核报告发病率

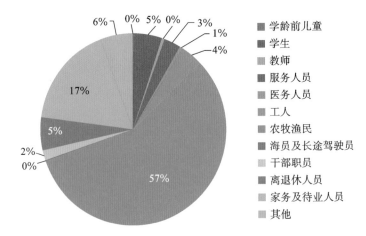

图 3-4　2016—2020 年湖北省年均报告肺结核发病职业构成

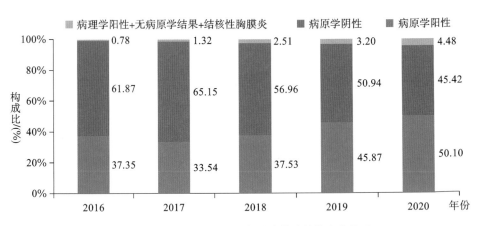

图 3-5　2016—2020 年湖北省活动性肺结核患者构成

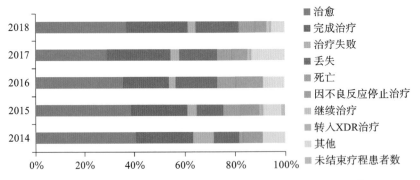

图 3-7　2014—2018 年湖北省利福平耐药肺结核治疗转归构成情况